亍 院長　編審 李天行 醫師

U0054207

搶救糖尿病

Diabetes Intergrated Therapy

糖尿病整合療法的療癒實錄

糖尿病
最新研究

醫學界發現——糖尿病真正病因，
源自長久忽視的代謝問題：
高胰島素血症（Hyperinsulinemia）。

- ☑國際期刊與醫學雜誌的糖尿病治療新觀點
- ☑確認血中胰島素過高引發第二型糖尿病
- ☑停止糖癮、遠離食癮，追求苗條健康長壽人生

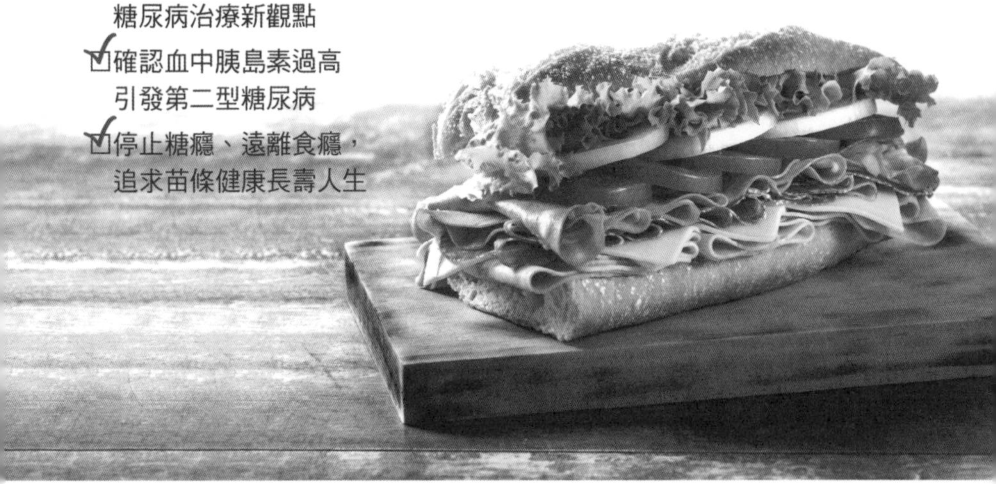

林顯增 香港銅鑼灣報德善堂中醫診所院長
陳建威 北投大順耳鼻喉科診所醫師
曹繼仁 國科企業有限公司前CEO
黃漢洲 台中藥劑師公會前理事長

聯合推薦（依姓名筆劃排序）

謹把這本新書獻給我最心愛的狗狗 Cookie，
牠是非常可愛的雪納瑞犬。

我深愛牠一如我自己的小孩，
但是牠很老了，已經十六歲了；
我在為這本新書熬夜趕稿時，都是牠陪著我的，
當這本新書完稿時，牠也走了……。

我一生淡泊，
只求能夠做一件「對」的事，
可以真正幫助到很多的人……。

——蕭慎行

推薦序一　阻糖新科技，糖尿病友的福音！　林顯增　9
推薦序二　糖尿病革新觀念，造福大眾　陳建威　10
推薦序三　我終於可以遠離糖尿病了！　曹繼仁　11
推薦序四　完全解密代謝疾病，一本人人必讀的好書　黃漢洲　13
編審序　一般大眾要看，糖尿病患者更應該閱讀本書！　14
前言　搶救糖尿病，終結肥胖，胰島素5.0健康管理計畫！　16
導言　一則上游醫學的寓言　26
聲明　28

Part 1
搶救糖尿病：決勝千里之外

01 高胰島素血症，糖尿病真正病因　30
【搶救糖尿病・健康Q&A】高升糖指數飲食，如何引發胰島素失調？　34

目錄 Contents

02 決勝千里之外，糖與藥物的戰爭 42

【搶救糖尿病·健康 Q&A】高升糖指數（高GI），如何影響血糖？ 46

【搶救糖尿病·健康 Q&A】胰島素和 C-Peptide 檢查的重要性為何？ 62

03 搶救糖尿病，成功實證案例解析 63

【搶救糖尿病案例 01╳蘇振榮先生】——太棒了！我終於可以不用再打胰島素了！ 64

【搶救糖尿病案例 02╳曹繼仁先生】——十多年了，終於找回真正的健康！ 75

04 應用血中胰島素檢測，有助於各期糖尿病治療評估 80

【早期糖尿病患者╳高先生】——胰臟功能依然正常，血中胰島素值很高 81

【中期糖尿病患者╳林先生】——胰臟功能不足，無法分泌足夠胰島素 83

【晚期糖尿病患者╳洪先生】
——胰臟衰竭，血中胰島素值很低 85
【特殊糖尿病患者╳曲女士】
——胰島素和 C-Peptide 檢查的重要性 88
05 告別「慌糖」人生！盤點糖尿病的全面性傷害 91

Part 2

終結肥胖：成功找回健康

01 肥胖不只是慢性病，還很要命！ 104
02 吃粗食，不易肥胖！ 118
03 為何減肥老是失敗？ 123
【搶救糖尿病．健康 Q&A】減肥也有誤區，我們容易忽略哪些錯誤觀念？ 130
04 第三波減肥革命，正式終結肥胖 131
05 健康減重案例實證，輕鬆找回苗條身材！ 140

目錄 Contents

【終結職場肥胖╳莊小姐的減重經驗】
——打破加班、熬夜而瘦不了的魔咒 141

【終結年輕肥胖╳張小姐的減重經驗】
——標本兼治策略，得以成功減重不復胖！ 145

【終結中年肥胖╳洪小姐的減重經驗】
——逆轉代謝症候群，我就是「5.0」的健康代言人 148

Part 3 高胰島素風暴：肥胖與慢性病完全解密

01 四大核心因子，造成高胰島素風暴 154

【搶救糖尿病．健康Q&A】食癮問卷自我檢測表 160

02 高胰島素風暴的三大階段，從孩童影響到老年 169

【搶救糖尿病．健康Q&A】「代謝症候群」有診斷標準嗎？ 174

03 荷蘭江森醫師「高胰島素血症」最新研究報告 176

04 每個人的代謝都失調？ 182

05 五大浩劫，人類付出的慘痛代價 190

Part 4

胰島素5.0健康管理計畫：最好的預防醫學

01 選擇「生、老、康、死」的幸福人生 202
02 胰島素5.0健康管理計畫，找回真正的健康 212
03 邁向健康，成為胰島素5.0一族 218
04 適量運動有助掌控血糖，遠離高胰島素風暴 227
【搶救糖尿病．健康Q&A】如果沒有時間運動怎麼辦？ 230

結語 一切都有了答案！ 242
附錄一 特別感謝 246
附錄二 參考文獻 248
附錄三 本書作者、編審簡介 253

推薦序一

阻糖新科技，糖尿病友的福音！

蕭慎行院長是我在初中最好的同學，只是畢業以後，我們各奔前程，他投入西醫的研究工作，我則成為一名中醫師。

輔助治療造福糖尿病友，找回健康

此後，我在香港開設中醫診所並執業多年，每次他來到我的診所敘舊，都是我們最快樂的時光。我非常認同蕭院長提出的「阻糖理論」，由於這項生物科技全部採用天然草本原料，我也把它應用在糖尿病的輔助治療，許多使用過這項技術的糖尿病患者都跟我反應，他們的糖化血色素都有明顯改進！

現在糖尿病患者越來越多，民眾需要足夠的糖尿病相關知識，也要認識糖尿病的新療法。所以，我要特別推薦蕭院長這本新著作：《搶救糖尿病》，相信這本書可以造福許許多多糖尿病友。

香港銅鑼灣報德善堂中醫診所
林顯增 院長

推薦序
二

糖尿病革新觀念，造福大眾

大約五、六年前，有次跟蕭院長餐敘，席間他說：「第二型糖尿病應該有機會可以治癒！」那時候還半信半疑，直到有天看了治療實例，終於相信他說的是真的！

治療實例與醫學研究的雙驗證

我知道蕭院長很早就投入胰島素領域的研究，他一直主張的「高胰島素血症」是引發肥胖、糖尿病、腦心血管疾病等慢性病的真正病因，找出真正病因就有辦法治療，最新的研究也證實了他的看法是正確的。

我要特別推薦蕭院長的最新著作《搶救糖尿病》，在這本書中，院長綜合最新糖尿病治療和體重管理資訊，這些都是非常革新的觀念，希望追求苗條、遠離糖尿病的民眾都可以參考本書。在此，也特別恭賀我的好友出版這本新書！

北投大順耳鼻喉科診所
陳建威 院長

推薦序三

我終於可以遠離糖尿病了！

「十幾年了，終於可以遠離糖尿病了！」這是令我感受最深的一件大事。十幾年前，有天看到廁所地上的尿跡圍著一群螞蟻，讓我嚇了一大跳，這豈不是人家說的糖尿病徵兆？於是，我趕快到大醫院檢查，果然被確診是糖尿病。從此，「糖尿病」這個包袱一背就是十幾年。

穩定控制胰島素，真正搶救糖尿病

這段漫長的治療時間，我都定時往返醫院看診、拿藥，但血糖調控仍然很不理想，大約都在一八〇至一九〇（mg/dL）。

後來有次在朋友轉介之下找到蕭院長，院長建議使用「阻糖生物科技」產品作為輔助食療，才短短四個月，我的血糖已經降為一〇〇（mg/dL），糖化血色素降為百分之六．四。

蕭院長告訴我，胰島素太高才是導致我罹患糖尿病的真正原因，他把我的胰島素調降下來，血糖跟糖化血色素自然就會跟著降下來了！

高胰島素理論，糖尿病治療新革命

院長還開心地跟我分享：「根據現在糖尿病的診斷標準，你已經不是糖尿病患者了！」當下的我，有種卸下一個重大包袱的感覺，整個人都變得輕盈起來。

在此，我要特別推薦蕭院長這本新著作：《搶救糖尿病》，他在書中列舉幾篇國際知名學術期刊的最新研究論文，這些最新論文觀點完全貼切於他的「高胰島素風暴」理論，令人驚嘆院長在糖尿病領域的超前部署。

我現在相信：「糖尿病不見得要吃一輩子的藥，或打一輩子的胰島素！」更相信不久的未來，糖尿病治療或許將會掀起一波新的革命。

國科企業有限公司

曹繼仁 前任 CEO

推薦序四

完全解密代謝疾病，一本人人必讀的好書

蕭慎行院長是我多年的朋友，知道他很早就投入胰島素的研究，非常佩服院長率先提出的「高胰島素風暴」理論。

代謝失調，沒有人可以置身事外！

透過他的「高胰島素風暴」理論，為何現代人普遍過度飲食？肥胖、慢性病怎麼來的？似乎所有的一切，都有了答案。對於蕭院長所提出「現代人代謝幾乎都失調」的理論，感受尤其深刻，我終於瞭解為何現在肥胖危機、慢性病風險席捲全人類。

《搶救糖尿病》是一本人人必讀的好書，這些議題不僅攸關自己的身材與健康，更擴及你的父母、配偶、小孩、親戚、朋友和同學，幾乎沒有人可以置身事外！為了自己與家人的健康，每位民眾都應該詳讀這本書，醫學從業人員更應該讀這本書，一起用全新角度來看待現代醫學，進而達到全民健康的期許。

台中藥劑師公會
黃漢洲 前理事長

編審序

一般大眾要看，糖尿病患者更應該閱讀本書！

我跟蕭院長認識已是十年前的事了！

那時候就已經聽他在談胰島素過高的議題，十年前「高胰島素血症」在醫學界是完全嶄新的觀念。在這期間，我持續擔任他的著作編審工作，老實說，我還蠻佩服他在胰島素研究上的執著態度。

糖尿病整合療法，令人驚訝的成果

我也曾受他委託，治療病人時合併使用他的「阻糖生物科技」作為輔助食療，與此同時，全程加入胰島素檢查監控，針對這樣的治療模式所顯現的效果，確實讓我非常驚訝。

一位二十年以上的老糖尿病患者，居然在短短三個月就可以停止施打胰島素，五個月血糖完全恢復正常，體力、精神、膚質轉變得非常好。如果不是自己全程參與治療，還是很難相信這樣的結果！

很榮幸再次受邀擔任本書的編審工作，我要特別推薦《搶救糖尿病》，這是一本非常好的著作，尤其是蕭院長查找並引用了知名醫學期刊的研究報告，而且最新研究報告的觀點跟他的研究結果幾乎完全一致，這些都是糖尿病最新的醫療資訊！

這是一本一般大眾要看，糖尿病患者更應該閱讀的好書。

竹圍鴻恩診所
李天行 院長

前言

搶救糖尿病，終結肥胖，胰島素5.0健康管理計畫！

醫學界已經找出糖尿病的真正主因：「血中胰島素過高」（或稱高胰島素血症），糖尿病治療將掀起一波巨大的革命，糖尿病將可望被更有效治療！

這無疑是給糖尿病患者一個天大的好消息，因此本書特別定名為：《搶救糖尿病》。

富貴病滿天下，年紀最小患病者僅三歲！

「唉唷，竟然得了富貴病！」老一輩的人曾給糖尿病一個這樣特別的名字，意思就是一般人還不夠格得到的病，除非你是身處大戶人家。

然而，如今的糖尿病卻成了「平民病」，普羅大眾人人都有機會，一旦到了中年，想不得糖尿病還真是不容易，有些人甚至在青年時期就患病了，可說是一個甩也甩不掉的噩夢。

根據二〇二〇年報導統計，中國大陸的糖尿病患病率為百分之六・八，糖尿病人數高達一．三億人，大約佔了全球四分之一的糖尿病人口，中國大陸衛生單位用「井噴式成長」來形容現在糖尿病人口爆發的現況！其中男性高於女性、年齡越高越多，其中有接受治療控制的只有四分之一，每年超過八十八萬人死於各種糖尿病併發症。

此外，中國大陸有越來越多的小朋友罹患糖尿病，已佔全部糖尿病患者的百分之五，更發現有史以來年齡最小的第二型糖尿病「小糖人」，竟然只有三歲！

兒童糖尿病患者以每年百分之十的速度急遽攀升，推估現在中國大陸罹患糖尿病的兒童已高達六百多萬人（恐怕更多），也是面臨「井噴式」的增長。

原本「血中胰島素過高」的影響，可能需要三、四十年，才會造成糖尿病等慢性病的致命傷害，如今已經縮短為十幾年，甚至十年以下！這是非常令人震驚的現象，因此可以推估中國大陸兒童普遍的代謝失調狀態，可能比預估的還更嚴重！也就是說，由於飲食西化的影響，兒童血中胰島素可能普遍偏高，才會發生糖尿病年齡大幅下降的情況。

一般民眾普遍都有一項認知：「得了糖尿病，就要一輩子吃藥，或一輩子打胰島素！」糖尿病患者面對現在的糖尿病醫療，似乎都很「認命」。只要預約掛號的時間到了，就前往醫院看診、拿藥，註定人生只能這樣過下去。

相信許多糖尿病患者與家屬的心中，都曾有過這樣強烈的疑問：「到底有什麼辦法可以治好糖尿病？」、「難道我的日子只能這樣了？」

胰島素越打越高，血糖調控越來越差？

最近，許多知名國際期刊陸續發表許多有關「高胰島素血症」最新研究論文。

高胰島素血症（Hyperinsulinemia）指的是血中胰島素過高，這如同在醫學界投下一顆震撼彈。長久以來，醫學界普遍認定胰島素只有「過低」，不會有「過高」問題，醫學界也秉持這項觀念，當單靠藥物無法妥善控制血糖問題，通常都會建議患者施打胰島素，隨著治療時間拉長，胰島素施打的劑量，也會越來越高。

最新研究論文已經一致認同：血中胰島素過高（高胰島素血症），正是引發糖尿病最大的元凶！研究論文同時提出建議：「降低血中胰島素」在預防與治療肥胖、第二型糖尿病、心血管疾病和癌症上，將扮演非常關鍵的角色。因此，研發「降低血中胰島素」的藥物不僅非常需要，而且非常緊迫！

這些「高胰島素血症」最新研究論文的發表，也是促使我下定決心出版《搶救糖尿病》這本新著作的最大原動力。

其實，大約十年前我就提出，「血中胰島素過高」正是導致年輕肥胖、代謝症候群（中年腹部肥胖加三高）、糖尿病、腦心血管疾病，甚至某些癌症（例如大腸癌）的理論，也提出「降低血中胰島素」才有可能是有效治療糖尿病與終結肥胖的「治本」之道！

我也曾與資深的代謝科醫師合作，運用這項理論，成功搶救患病二十年以上的老糖尿病患者，本書特地收進案例實錄，讀者可以在此看見整個治療的詳細過程。

雖然我曾把這些理論與成功案例，發表在之前的《肥胖風暴》、《食癮》等著作，但是，一個人的聲音畢竟太小、太薄弱了，這也是我投入胰島素研究十數年，一路走來的最大感受，除了孤單，還是孤單。

如今，我非常欣慰看到許多最新的研究論文，提出相同的觀點與看法，雖然來得有點晚，卻是我研究路上的最大支持，更重要的是，這些新論文能夠趕在全球糖尿病大爆發的時刻發表，相信能夠為糖尿病治療帶來一波巨大的革命。

我深切以為：瞭解糖尿病治療最新發展，是龐大的糖尿病族群應有的「知」的權利，畢竟這是每位糖尿病患者最切身的問題！

因此特別撰寫新書，這本書的內容已不單單是我的想法，而是許多國際醫學研究專家共同的觀點。

健康四大軸心，完全闡釋肥胖與高胰島素問題

本書聚焦健康四大核心，期盼能夠完全闡釋糖尿病、肥胖與高胰島素問題，以下針對章節稍作簡介：

PART 1〈搶救糖尿病：決勝千里之外〉，傳統糖尿病醫療著重於控制血糖與糖化血色素，偏向「治標」，本章公開一項革命性糖尿病全新療法，我把它稱為「糖尿病整合療法」（Diabetes Intergrated Therapy, DIT），核心理論是「藉由阻糖來降低血中胰島素」，是針對解決糖尿病真正病因的「治本」療法。

同時發表數名接受「糖尿病整合療法」的研究案例報告，這幾位參加研究的案例，有曾經在醫院治療超過十年，甚至二十年以上的患者，他們的共同點就是糖尿病控制得並不理想，其中有名裝設兩根支架的病患，經過短短幾個月「糖尿病整合療法」的醫療照護，治療成果證明了一件事實：糖尿病是有機會被有效治療的！

相信這是所有糖尿病患者期待已久的答案，期盼將來醫學界可以進行更多案例研究，相信可為糖尿病治療做出重大改革，造福更多的病患。

PART 2〈終結肥胖：成功找回健康〉，本章將精闢剖析肥胖的真正原因，以及為何減肥容易復胖。

肥胖絕對是本世紀最大的公共議題，嚴重肥胖導致所有肥胖併發症陸續出現，使健康永遠亮紅燈。而且，肥胖問題一直無法被有效解決，全球肥胖危機越來越嚴重！「復胖」一直是減肥者無法突破的魔咒，根據美國洛杉磯一項大型研究報告指出，減肥者復胖率高達九成五，也就是說減肥失敗率高達九成五以上！

最新研究論文指出，跟糖尿病的「真正病因」一樣，引發肥胖的「真正元凶」，同樣是「血中胰島素過高」，只是血中胰島素過高的影響，最先表現出來的就是肥胖，糖尿病、腦心血管疾病、癌症等爆發時間較晚，通常都在中年以後，這也是為什麼糖尿病、腦中風、心肌梗塞、乳癌、前列腺癌、大腸癌等，都被稱為「肥胖併發症」，其實都是「血中胰島素過高」一路影響下來的結果！

「你一定見過一百公斤的胖子，但是，你見過一百歲的胖子嗎？」我曾提出一句口號，用來警惕肥胖帶來嚴重的健康問題。

現在的減肥藥物或減肥產品，主要針對「提升基礎代謝率」、「燃燒脂肪」或「抑制食慾」等等，完全都是在「治標」，代謝失調問題沒有解決是導致「復胖」的最大原因。

唯有採取「降低血中胰島素」的「治本」方法，才能有效破除「復胖」的魔咒。另外，由於脂肪是身體儲存熱量的最主要形式（等同於身體的財富），身體不會讓你隨便減掉脂肪，這更是減肥容易「復胖」的另一大原因。

我在本章將發表數位接受「降低血中胰島素」的成功減重案例，經過代謝矯正後，他們的血中胰島素都很低（只有5.0），降低血中胰島素，讓他們可以減重不復胖，真正做到「終結肥胖」這件事！

減肥其實是一個頗複雜的過程，不是減肥聖經「少吃，多運動」短短五個字就可以隨便帶過。實情則是，當你肥胖以後，血中胰島素會更高，身體基本上是接收到「多吃，不要動」的指令。唉！「少吃，多運動」多難啊？誰又能夠輕易做得到呢？

PART 3〈高胰島素風暴：肥胖與慢性病完全解密〉，讀者可以一窺肥胖與慢性病的全貌，並且充分瞭解——「到底肥胖與慢性病是怎麼來的？」

現在醫院最多的病人都是慢性病，為什麼肥胖、糖尿病、腦心血管疾病或者癌症都被稱為「慢性病」？怎麼不叫「急性病」？本章內容會帶來最詳盡的解答。

因此，讀者大眾若想遠離慢性病的傷害，最好的辦法就是「真正深入瞭解肥胖與慢性病的真正原因」，所謂「知己知彼，百戰百勝」，如果希望遠離肥胖與慢性病的傷害，就必須摸清楚肥胖與慢性病的來龍去脈。

現在，幾乎每個人身上都有一個可怕的「高胰島素風暴」正在吹襲，一如肥胖版《明天過後》的電影情節，其中最大差別在於，「高胰島素風暴」不是災難電影的劇情，而是真實發生在你我的身上，它會讓你更會吃、更肥胖，中年出現大肚腩、高血糖、高血脂、高血壓，還會引爆糖尿病、心肌梗塞、腦中風、癌症等重大慢性病。簡單來說，現在所有的肥胖與慢性病，幾乎都是「高胰島素風暴」所引發連鎖效應的結果！

大約在五、六年前，我在著作《肥胖風暴》一書，首度提出「胰島素風暴」（The insulin storm）理論，並且指出「現在，幾乎每個人代謝都失調」的論點。

很欣慰地，現在不僅有越來越多的「高胰島素血症」研究，許多論文都非常支持我所提出來的觀點。最新研究也支持「現在的飲食導致現代人普遍代謝失調」的論點，這也可以說明為何現在肥胖與慢性病危機如此嚴重！

PART 4〈胰島素5.0健康管理計畫：最好的預防醫學〉，我特別提出這套非常前衛的健康管理計畫，讓民眾在現代超高熱量的飲食環境下，仍然可以維持苗條與健康，並且遠離肥胖與慢性病的傷害，「胰島素5.0健康管理計畫」可謂是一項最好的預防醫學計畫，處在現代超高熱量的飲食環境，它可以保護自己遠離肥胖與慢性病的傷害。

許多健康人瑞活得非常長壽又健康，健康檢查都是藍字（全部正常），他們每餐只吃七分飽，飲食比一般民眾清淡許多，喜歡做有益於健康的事，例如健康操、泡溫泉、快走等等。

我曾特別研究這些健康人瑞，發現他們有個共同點：胰島素都很低，幾乎都在5.0左右。所以，當許多民眾受到肥胖與慢性病的折磨時，他們卻完全不會受到絲毫傷害。

這些健康人瑞為我們證明了一件事，人生不必然是——「生、老、病、死」，雖然「生」與「死」不能改變，「老」卻可以延緩老化，也可以讓自己一輩子活得健健康康，沒有病痛，從而將人生改寫為——「生、老、康、死」，無疑是最幸福的一件事了，不用老來就臥病在床，痛苦、拖病、抱憾度餘生。

活出健康，重拾美好人生

當我們把血中胰島素控制在「5.0」上下，你就會如同那些健康人瑞一樣，有機會擁有苗條、健康、長壽的人生，而不會遭受現代飲食的傷害，一輩子活得健健康康。

根據長期追蹤的療癒實錄，「阻糖生物科技」可以有效降低血中胰島素，藉由這項新科技的協助，人們將有機會可以「搶救糖尿病」，也可以「終結肥胖」。

或許有些人會說：「我很注重健康，每年都有做健康檢查！」

然而，健康檢查「只能幫你監控健康狀態」，就算每天都做最昂貴的檢查，你也不會比較健康；唯有把血中胰島素降下來，才是邁向健康之路，「胰島素5.0」就是一項最重要的「健康指標」！

最後，很高興也很欣慰地出版《搶救糖尿病：糖尿病整合療法的療癒實錄》這本新書，希望自己的研究心得與最新發表的國際研究論文，能夠為糖尿病治療、體重管理開創全新的視野，更希望不久的將來，能夠看到更多人重拾美好人生。

蕭慎行 院長

導言

一則上游醫學的寓言

曾經有一則寓言，流傳在預防醫學的領域。

這則寓言是這麼說的——

一名年輕有為的醫師，發現河流中有人溺水，正呼喊救命。

這名醫師馬上跳入河中，把溺水的人救上岸，但是他還沒有好好喘口氣，隨即聽見另一個人在呼救，於是又馬上跳入河中，前前後後救了五、六位溺水者。

最後，這名見義勇為的醫師已經筋疲力盡，河中卻不斷傳來呼救的聲音。

然而，當他發現這些人是自己跳下水去的，於是氣憤地說：「我再也不救了！」

此時，在醫學院教過他的老師走了過來，對著這位曾經的學生說：「你為什麼不到上游阻止人們往河流裡跳呢？」

我深信，「胰島素5.0健康管理計畫」就是一項養生治未病的「上游預防醫學」。

既然國際最新研究都一致認同：過度飲食、肥胖、糖尿病、腦心血管疾病、癌症、老化等健康問題，都是由於血中胰島素過高所引起，那麼我們就從「疾病之河的源頭」來防止它們。

當胰島素降下來，自然可以遠離慢性病的威脅，找回真正的健康！

聲明

關於本書分享的健康衛教、代謝問題、案例經驗、矯正及飲食建議等，僅供評估參考。

由於每個人的體質和狀況皆不同，進行任何療程方案、營養和運動之前，請先諮詢專業醫療人員。

因此，若身體已有明顯病兆，特別是糖尿病及其相關併發症，應積極檢查與就醫，才能對症而解，找回身體的平安與健康。

Part

1

搶救糖尿病：決勝千里之外

糖尿病不必然要吃一輩子的藥，

也不必然要打一輩子的胰島素！

01

高胰島素血症，糖尿病真正病因

醫學界發現——糖尿病真正病因，源自長久被忽視的代謝問題：高胰島素血症。

醫學界過往一致認為，胰島素抗性或稱胰島素阻抗（Insulin resistance）才是引發糖尿病的原因，因此，「改善胰島素抗性」成為醫學界治療糖尿病最主要的方向。

如今，最新醫學研究已經推翻這項理論，認為「血中胰島素太高」即高胰島素血症，才是引發糖尿病的真正病因。因此，糖尿病治療不僅要改善胰島素抗性，更重要的是，要降低血中胰島素！

醫學界證實，糖尿病大爆發主因

根據知名醫學雜誌研究論文的最新觀點，大衛・羅德維格博士（David S. Ludwig, MD, PHD）二〇〇二年在美國醫學雜誌（*JAMA*, May 8, 2002-Vol 287, No18）發表了一篇非常具前瞻性的文章〈升糖指數：有關肥胖、糖尿病和腦心血管疾病的生理機轉（中文暫譯）〉（*The Glycemic Index: Physiological Mechanisms Relating to Obesity, Diabetes and Cardiovascular Disease*）。

距離羅德維格博士發表這篇文章，竟然已經是二十年前的事了，二十年前他就提出「引發第二型糖尿病（Type 2 diabetes）的假設性模式」，認為由於全面朝高升糖指數的飲食發展，缺乏纖維質會讓腸胃道快速吸收糖分，導致飯後血糖瞬間飆升，迫使胰臟分泌大量的胰島素來因應。

一旦每天食用這些高升糖指數的飲食模式，就會導致「血中胰島素過高」，血中胰島素過高就會引發「胰島素抗性」（醫學界至今，仍普遍認定的第二型糖尿病的病因）。

另外，現代飲食也會增加血中的游離脂肪酸（Free fatty acid），游離脂肪酸會活化發炎因子，進而改變胰島素的訊號，這兩大因素正是引發「胰島素抗性」的關鍵原因！當然，肥胖會讓血中胰島素更高，也會增加發炎因子，所以，肥胖也會讓

「胰島素抗性」更惡化，讓糖尿病更嚴重！

第二型糖尿病的血中糖分很高，糖化蛋白、糖化血色素（HbA1c）、糖化白蛋白（Glycated albumin, GA）也很高，導致胰臟長期受到氧化壓力的傷害，稱為「糖毒性」（Glucotoxity），血中游離脂肪酸過高也會對胰臟造成傷害，稱為「脂毒性」（Lipotoxity）。

此外，罹患第二型糖尿病血中糖分很高，這會導致胰臟必須高度工作，分泌更多的胰島素，將血中糖分帶入細胞內利用，加上長期的糖毒性與脂毒性的傷害，最後就會導致胰臟衰竭（Pancrea Failure），最後胰臟無法再分泌足夠的胰島素，致使第二型糖尿病轉成第一型糖尿病（Type 1 diabetes），必須施打胰島素來控制血糖。

二十年前，羅德維格博士就清楚指出，先是「血中胰島素過高」，接著才會導致「胰島素抗性」，簡單來說就是，引發第二型糖尿病的真正病因是「血中胰島素過高」，而非「胰島素抗性」。

他的理論與二十年後的最新論文，觀點完全一致，我由衷佩服羅德維格博士。他在文章中還提出許多非常前瞻性的觀點，可惜的是，這篇文章並沒有得到醫學界足夠的重視。

在我自己研究胰島素的過程，受到這篇文章非常大的啟發，也可以這麼說，如果沒有這篇文章，我無法撐到今天還在進行胰島素的研究！

這篇文章不僅啟發了我，最重要的是，這篇文章證明我的研究方向是「對的」，才是支持我繼續研究的最大動力。

高升糖指數飲食，如何引發胰島素失調？

針對此問題，以下根據羅德維格博士的論文〈升糖指數：有關肥胖、糖尿病和腦心血管疾病的生理機轉（中文暫譯）〉（*The Glycemic Index: Physiological Mechanisms Relating to Obesity, Diabetes and Cardiovascular Disease*），提供解答與參照。

以下翻譯取自原文該段落：「攝取高升糖指數飲食後的急性代謝效應（中文暫譯）」（*Acute Metabolic Events Following Consumption of A High-Glycemic Index Meal*）

一旦攝取高升糖指數飲食之後，將導致身體快速吸收糖分，這會嚴重挑戰身體調控血糖的平衡機轉，造成飯後糖分轉移效應的混亂。

◎飯後早期階段

攝取高升糖指數飲食後的前二小時（飯後早期階段），血糖可能比攝取含有相同營養與熱量的低升糖指數飲食，高出至少兩倍。如此一來，高血糖情況促使胰臟β細胞大量分泌胰島素，並且抑制α細胞分泌釋糖素，當胰島素／釋糖素的比例持續放大，將嚴重刺激肝糖與脂肪的合成。

◎飯後中期階段

攝取高升糖指數飲食後的二至四小時（飯後中期階段），高胰島素與低釋糖素的生化效應持續發酵，最後就會導致血糖快速下降，而且經常會降到血糖過低的範圍。

◎飯後後期階段

攝取高升糖指數飲食後的四至六小時（飯後後期階段），由於血糖過低會刺激拮抗荷爾蒙（釋糖素）的大量分泌，釋糖素會促進肝糖分解，可以重新釋放葡萄糖至血液中，用以提升血糖。

雖然基因可能影響個人情況，但是，攝取高升糖指數飲食後，所產生的低血糖情況是如此普遍，以致被視為是「正常的」。

根據觀察六百五十位接受葡萄糖挑戰試驗（葡萄糖挑戰試驗說明：受測者需先喝下純葡萄糖液，兩小時後再抽血檢查血糖）的非糖尿病患者，其中大部分人都出現低血糖的現象，甚至比空腹血糖還要低，其中十分之一的人甚至低到四十七毫克／一百毫升。這種相同現象，也可在攝取高升糖指數飲食的測試者身上發現。

此外，飯後低血糖的情況，在肥胖者的身上更為明顯。在攝取高升糖指數飲食後的飯後中期階段（飯後二至四小時），由於血中的生化燃料（包括葡萄糖與游離脂肪酸）偏低，身體會大幅提升飢餓感，並拚命攝取食物，用以平衡身體能量使其穩定，也是造成惡性循環的因素。

※以上譯文可充分說明「高升糖指數飲食如何引爆胰島素失衡的一連串反應」，為了讓讀者更容易理解此機轉，重新轉譯重點並收錄於此；若欲瞭解全文觀點，請參考頁二四九〈參考文獻〉NO.5〈*The Glycemic Index*〉原文。

請特別注意「正常的」三個字，代表飯後出現低血糖的現象，普遍發生在每一個人身上。

最新的國際研究也證實相同理論

二〇二一年，荷蘭江森醫師（Dr. Joseph A.M.J.L. Janssen）在《國際分子科學雜誌》（*International Journal of Molecular Sciences*）發表了一篇〈高胰島素血症是導致老化、肥胖、第二型糖尿病、腦心血管疾病、癌症的關鍵角色（中文暫譯）〉（*Hyperinsulinemia and Its Pivotal Role in Aging, Obesity, Type 2 Diabetes, Cardiovascular Disease and Cancer*）的研究論文，這是他參考兩百八十六篇研究論文，所得出的總結性討論（請參考頁二五〇〈參考文獻〉NO.11）。

許多發表在知名醫學期刊的最新研究論文，都提出相同的看法，江森醫師正是其中一位。

他在內文提到的論點，尤其讓我印象深刻，因為正與我多年前的「血中胰島素過高」理論幾乎完全雷同！

江森醫師任職於荷蘭鹿特丹伊拉斯姆斯（Erasmus）醫學中心的內科部新陳代謝科，他在文章寫到關於糖尿病的部分：「由於現代西式飲食是典型高糖、高脂肪、高熱量、低纖維的型態，許多人在血糖尚未失調或尚未肥胖時，就已經出現高胰島素血症。以前的理論認為，先有胰島素抗性，才引發高胰島素血症，然而最新研究已經推翻這種說法，確認先有高胰島素血症，才會誘發胰島素抗性，進而導致糖尿病，所以，糖尿病真正的元凶，不是胰島素抗性，而是高胰島素血症！」

他在論文的最後，還特別呼籲：「醫學界應該盡快研發降低血中胰島素的藥物，這是當前非常迫切需要的大事！」

糖尿病，原來都是吃出來的？

我嘗試整理出一份「引發糖尿病的整體機轉」，協助讀者瞭解糖尿病到底是怎麼來的！以下是我參考許多醫學期刊資料，所得出的結論：現在百分之九十五的糖尿病都屬第二型糖尿病，只有大約百分之五屬於第一型糖尿病。

第一型糖尿病主要來自遺傳因素或自體免疫疾病，導致胰臟無法分泌胰島素，或胰島素分泌不足，這類病患通常都必須要施打胰島素治療；第二型糖尿病則正好相反，它是由於「血中胰島素過高」引發「胰島素抗性」所導致，真正的導火線就是現代的高糖、高脂肪、高熱量飲食，也就是說第二型糖尿病完全是「吃」出來的！

關於第二型糖尿病的發生機轉，大致分成四大階段：

◎第一階段：高升糖指數飲食導致「血中胰島素過高」

由於飲食精緻化的結果，我們現在的主食（白米飯、白麵粉做的食物，包括麵包、包子、饅頭、麵食等）全部都是精緻澱粉。另外，民眾每天還會食用許多甜食、含糖飲料（例如可樂、手搖飲等），這些食物都添加了大量的簡單糖（如蔗糖），完全不含纖維，都屬於高升糖指數飲食，每天攝取這些澱粉或簡單糖，身體會快速吸收糖分，導致飯後血糖急遽飆升，胰臟必須分泌大量胰島素來因應，長期攝取這類食物，血中胰島素自然就會過高。

◎第二階段：血中胰島素過高，引發「胰島素抗性」

血中胰島素過高，造成胰島素與細胞膜上的胰島素受體結合率下降，胰島素的作用敏感度降低，形成「胰島素抗性」。

另外，血中胰島素過高的人，通常喜歡攝取大量肉類或油炸食物，這會導致血中游離脂肪酸（Free Fatty Acid, FFA）過高，血中游離脂肪酸會影響發炎因子來改變胰島素的訊號，導致胰島素抗性更加嚴重。

肥胖的人更容易罹患第二型糖尿病，原因在於：肥胖會導致血中的胰島素越來越高，越肥胖的人血中胰島素越高。所以，肥胖以後，胰島素抗性越嚴重，調節血糖能力越差，越容易罹患第二型糖尿病。

◎第三階段：血糖過高導致血中胰島素和胰島素抗性升高，形成「惡性循環」

糖尿病患者的血糖過高，迫使胰臟必須分泌更多的胰島素，導致血中胰島素更高，胰島素抗性則會更加嚴重，形成一種惡性循環。此時，血糖持續偏高，胰臟負荷更大！

◎第四階段：糖尿病中末期，出現胰臟功能低下，甚至「胰臟功能衰竭」

第二型糖尿病的早期病患胰臟功能尚屬正常，並不需要注射胰島素，但是，由於胰臟必須長期大量分泌胰島素，胰臟過度工作的結果，導致胰臟逐漸衰竭。

另外，糖尿病血中的糖化蛋白升高，造成細胞損傷（糖毒性），以及血中游離脂肪酸升高，造成胰臟的傷害（脂毒性），長期傷害之下，導致胰臟功能衰竭，無法分泌足夠胰島素，促使糖尿病逐漸轉變為第一型，必須進行胰島素治療。

由上分享，可以發現第二型糖尿病都是「吃」出來的！

這也說明了為何第二型糖尿病到了中末期，就要開始施打胰島素，另外，現在許多年輕人每天要喝下好幾杯的手搖飲，然而一杯全糖手搖飲大概含有二十顆的方糖，導致血中胰島素大幅飆升，這就是第二型糖尿病的發病年齡逐年下降的重大原因，足以讓我們引以為戒。

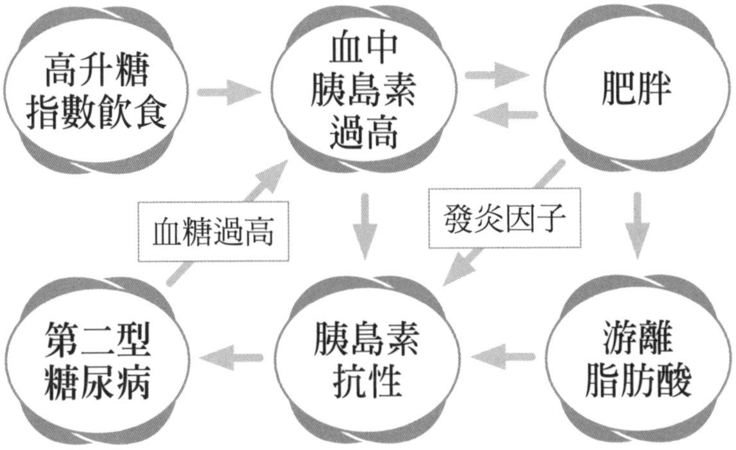

圖 1-1 第二型糖尿病的真正病因

02

決勝千里之外，糖與藥物的戰爭

由於無法有效阻斷食物中的糖分進入體內，糖尿病治療變成「糖分與藥物的拔河比賽」，然而最後的輸家，往往是「藥物」？

問：「為何糖尿病治療，仍然只能停留在控制階段？」

答：「究其主因，在於無法有效阻斷糖分進入體內！」

現今糖尿病治療所使用的藥物或胰島素注射，一開始通常可以順利控制血糖，但是隨著治療時間拉長，血糖就會逐漸控制不住，醫師就要面臨更換藥物，或增加胰島素的注射量，其中最大的治療瓶頸就是糖分涉入（Sugar input）太大。

糖與藥物的戰爭，正式開打！

目前具有阻斷糖分吸收的藥物，只有Acarbose一類（用於治療第二型糖尿病的藥物），但是Acarbose阻斷糖分吸收的效果並不理想，還會導致脹氣、身體不適等副作用，並不受醫師青睞，民眾也不喜歡，此外也不是糖尿病治療的第一線用藥。

由於無法有效阻斷食物中的糖分進入體內，糖尿病治療變成「糖分與藥物的拔河比賽」，不過，最後的輸家往往是「藥物」！

我們試著以實質數據來驗證這個結果，這裡可以把糖尿病治療比喻成一場「糖與藥物的戰爭」，如果把食物中的糖分當成是「外來的敵人」，我們每天吃進身體裡的食物，幾乎是典型高升糖指數飲食。

無論是我們吃的白米飯、白麵粉做的食物（麵包、包子、饅頭、麵食、蛋糕等等）、含糖飲料、甜品、甜水果等等，不僅都含有大量的糖分（屬於高GI食物），而且缺乏纖維，極為容易被人體快速吸收。一旦每天攝取這些大量的糖分，而且全部進入體內，如同龐大的敵人軍團入侵一般！

此外，糖尿病患者通常本身的代謝能力就不佳，雖然有藥物或注射胰島素的協助，但整體代謝的「防衛力量」還是非常薄弱。試想：如果你只有一連的兵力負責

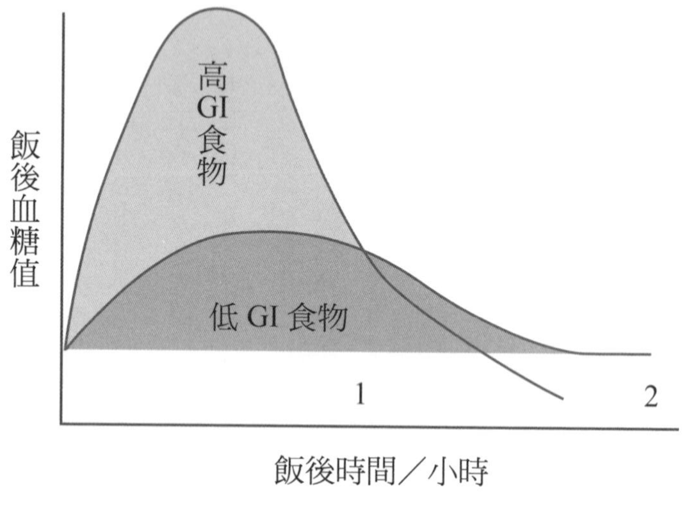

圖 1-2 血糖反應曲線圖

防守，但是老是要面對敵軍整整一個營的兵力攻擊，就算暫時能守住城池，長久下來，身體的防衛力量也會不斷損耗，直至瓦解、潰散。

這就是糖尿病治療經常採用的「控制」、「控制」，最後就會「控制不住」。當血糖或糖化血色素又開始失控，醫師只能再次調整用藥，或者加重胰島素的注射劑量！

高升糖指數（高GI），如何影響血糖？

升糖指數（Glycemic index, GI）是一項針對含有碳水化合物食物的辨識系統，升糖指數越高（高GI）的飲食，代表這類食物所含的糖分會被身體快速吸收，導致飯後血糖迅速飆升，很容易引發代謝失調。

升糖指數較低（低GI）的飲食，通常含糖分較低或富含纖維，由於糖分吸收較慢，飯後血糖則較為平穩。

因此，聰明選擇低升糖指數（低GI）的低卡飲食，管理攝入體內的糖分，就能更好地控制血糖、穩定血糖。

升糖指數	低GI	中GI	高GI
GI值	小於55	56～69	大於70
影響血糖幅度	波動小	中間值	波動大
主食類	全麥穀類、大燕麥片、山藥等	麵線、米粉、冬粉等	白米飯、白粥、白吐司、饅頭、番薯、南瓜等
水果類	蘋果、水梨、芭樂等	柳橙、桃子、葡萄等	香蕉、鳳梨、西瓜等
其他	各種蔬菜類	蘋果汁、布丁等	餅乾、蛋糕、可樂、冰淇淋、甜甜圈、汽水等

＊資料來源：https://health99.hpa.gov.tw/storage/pdf/materials/30775.pdf
（2023.09.25 查閱）

掌握重要關鍵，才能成功扭轉頹勢

我以為現在的第二型糖尿病治療其實就是一場「糖分與藥物的拔河比賽」，只是這場比賽通常藥物是輸的一方！

我相信所有糖尿病藥物在治療糖尿病上都有其效果，試想，要通過一項藥物的申請是非常不容易的事情，往往必須長達十餘年，歷經研發、臨床驗證，還要通過動物實驗、人體實驗等。

只是令人疑惑的是，為何常常一開始有效的藥物，到了最後會逐漸變得無法再有效地控制血糖呢？

其實，治療到了最後，之所以面臨節節敗退的最大原因，如同我在文章開頭就點出的結論：太多的糖分進入血液中，使得藥物的作用都被抵銷掉了！

所以，治療糖尿病的關鍵還是要回歸到「減少進入血液中的糖分量，減少 Sugar input」，當進入血液中的糖分變少了，飯後血糖也不會急遽飆升，血中胰島素自然降低，胰島素抗性也可以獲得改善，糖尿病藥物就能重新扭轉這場拔河比賽，發揮其應有的效果。

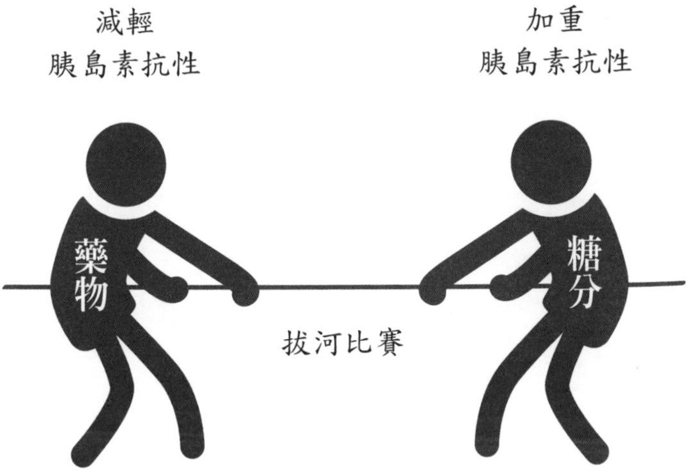

圖 1-3 藥物與糖分的拔河比賽

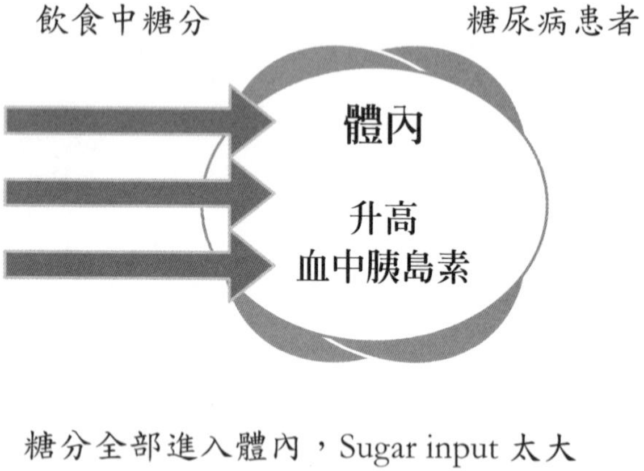
飲食中糖分
糖尿病患者
體內
升高
血中胰島素
糖分全部進入體內，Sugar input 太大

圖 1-4 傳統糖尿病治療

美國糖尿病學會顯示：藥物並沒有為糖尿病帶來更好控制！

在過去十年間，雖然有許多新的糖尿病用藥陸續上市，希望能為糖尿病治療帶來更好的轉變，但是，二〇一六年九月二十二日一篇發表在美國糖尿病學會出版的國際醫學期刊《糖尿病護理》（*Diabetes Care*）卻驚爆一則消息。

該篇論文〈從美國保險資料庫分析二〇〇六年至二〇一三年間，糖尿病用藥的使用趨勢、血糖控制達標率和嚴重低血糖發生率（中文暫譯）〉（*Trends in Drug Utilization, Glycemic Control, and Rates of Severe Hypoglycemia, 2006-2013*），研究對象是診斷為糖尿病至少一年以上者，總數達一百六十五萬人，在這八年的用藥，對於糖尿病的控制並沒有明顯改善，同時，發生低血糖的比率也沒有下降。

這份研究報告，為廣大的糖尿病患者帶來令人感到遺憾的結果：新的糖尿病用藥，並不能為糖尿病帶來更好的控制！

根據結論得知，新的藥物或許在療效上有些許的進步，但無論如何改進藥品的作用，都無法抵銷過度飲食和肥胖，對於糖尿病所帶來的傷害。

目前的糖尿病類型大多屬於第二型糖尿病，病因就是出在現代人「高升糖指數」的飲食方式，就如同喝下糖水一般，瞬間導致「血中胰島素過高」，隨著「高胰島素風暴」長期的傷害、荼毒之下，就會引爆第二型糖尿病。

因此，第二型糖尿病患者的血中胰島素都很高，血中胰島素過高則會引發嚴重「食癮效應」，直接對應到糖尿病患者「三多」症狀：多吃、多喝、多尿，其中最顯著的就是「多吃、多喝」，食慾大開、食量變得很大，而且嗜食高糖、高脂肪、高熱量飲食，最後導致胰島素抗性越來越嚴重。

第二型糖尿病患者由於糖分無法順利進入細胞內被運用，加上血糖不穩定引發的「低血糖」效應，此時的身體就會高度傾向糖分的需求，所以糖尿病患者尤其喜好甜食、含糖飲料，雖然醫師交代要少吃碳水化合物，避免攝取甜食、含糖飲料，但是病患通常都會克制不了而偷吃。

另外，第二型糖尿病患者初期通常都有肥胖問題，都會導致胰島素作用越來越差、胰島素抗性越來越嚴重，同時抵銷藥物帶來的改善效果。這些問題背後衍生一項重大事實就是：為何糖尿病患者要吃一輩子的藥，或是打一輩子的胰島素！

「阻糖」帷幄之中，決勝千里之外

《史記》有句話這麼說：「運籌帷幄之中，決勝千里之外。」意思就是，在帳幕之中提出謀略，擬訂對策，殲滅敵人在千里之外，贏得成功的戰果。

這個成功策略同樣適用於「搶救糖尿病」——若能「阻糖」於帷幄之中，自能決勝「糖尿病」千里於之外！

因此，經由多年實證研發，採用「阻糖生物科技」作為輔助食療，這項科技可以阻斷百分之六十至七十（大約三分之二）食物中的糖分，身體只會吸收剩下的三分之一糖分。

讀者不妨想像一下，當你吃下一碗飯，只吸收三分之一碗；當你吃一塊麵包，只吸收三分之一塊，無形中就大幅減少進入身體的糖分總量，Sugar input 得以大幅降低，進入身體的糖分減少了，血中胰島素自然也就降下來了，完全符合最新研究「降低血中胰島素」的重大目標。由此可知，這項阻糖科技的廣泛應用，將為糖尿病治療與體重管理帶來非常深遠的影響。

這項科技所應用的策略就是「決勝千里之外」，把大量敵軍消滅在領土之外；假如讓所有敵軍全數進入領土之內，我們可以想像得到，首先要對抗陣容這麼龐大的敵軍，守軍必須付出非常昂貴的代價。此外，在自己領土內打上這麼大的一場戰爭，就算打贏了，恐怕也將生靈塗炭了！

現在的糖尿病治療就有點類似這樣的狀況，糖尿病患者到了中末期，通常外貌上都會變得又瘦又憔悴。

當三分之二的糖分被阻絕在體外，對於糖尿病治療會產生什麼樣的影響？以下是「阻糖生物科技」應用在糖尿病輔助治療的效益：

◎效益一：飯後血糖不再狂飆

雖然還是維持攝取「高升糖指數飲食」，由於只有三分之一的糖分被人體吸收，飯後血糖就不會飆升，當飯後血糖平穩，胰臟也不需要分泌大量的胰島素來因應。此時，血中胰島素會逐漸降低，胰臟也可以獲得良好的休息。

◎效益二：恢復胰島素敏感性

由於血中胰島素降下來，胰島素抗性也會變得越來越輕微，糖尿病也會獲得明顯改善，胰島素的敏感性恢復了，身體就可以順利地運用糖分。

身體細胞一旦可以利用糖分來轉成能量，各方面的功能、體力、精神等，都會獲得明顯改善。

◎效益三：空腹血糖與糖化血色素大幅改善

由於阻糖的效果，使得進入血液的糖分大幅減少，加上胰島素抗性改善，胰島素作用恢復正常，血糖可以順利進入細胞內利用，血液裡的糖分自然大幅下降，糖化血色素也會跟著下降。

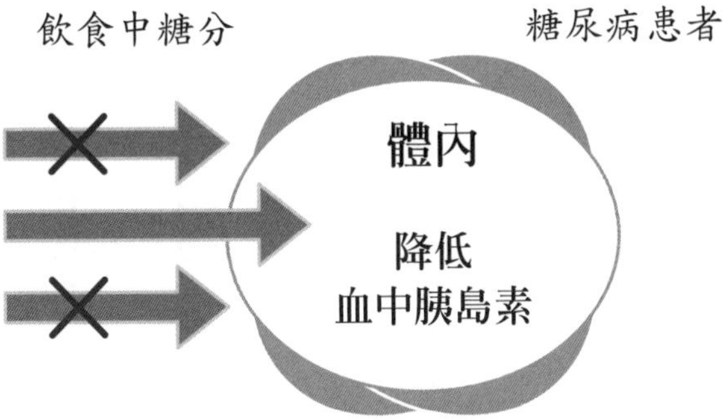

阻斷 2/3 糖分，決勝千里之外

圖 1-5 阻糖生物科技

◎效益四：胰臟功能恢復正常

由於飯後血糖趨於平穩，胰島素的敏感性也恢復良好，胰臟不用再負擔沉重的工作，加上血糖降低，醣蛋白的數量也會大幅減少，血中胰島素降低，脂肪的總攝取量也會跟著下降。因此，「糖毒性」、「脂毒性」都會大幅降低，胰臟可以逐步恢復正常功能。

◎效益五：降低胰島素注射量，或停用胰島素

由於血糖與糖化血色素降低了，胰臟功能也逐步恢復正常功能，胰島素的注射量也可依照醫師診斷評估後，逐步減少，甚至有機會能夠完全停止施打胰島素。

糖尿病整合療法，一步步達成健康拼圖

現在的糖尿病治療如果加上「阻糖生物科技」的輔助食療，治療效果會非常顯著，如果再加上胰島素檢查和 C-Peptide 的檢查、體重管理等，糖尿病治療就會形成一個最緊密的結構，可以有效圍堵糖尿病，實為全民健康的一大福音！

因此，我把這套完整的糖尿病新治療模式稱為「糖尿病整合療法」，希望為糖尿病患者帶來健康的希望，邁向幸福的期待。

萬物都有裂縫，那是光照進來的契機。

（There is a crack in everything. That's how the light gets in.）

——李歐納・柯恩（Leonard Cohen）

雖然醫學界歷經多年的努力，這段糖尿病治療的長路，仍然維持在「控制」的層面。距離「治癒糖尿病」的目標似乎還很遙遠，這也是民眾對於糖尿病治療的普遍認知，就是糖尿病要吃一輩子的藥，或是打一輩子的胰島素！

如今，終於找到了「那個光的裂縫」，醫學界已經發現糖尿病的「真正病因」，我也根據多年研究提出「糖尿病整合療法」，專門針對治療糖尿病真正病因的一套全新的糖尿病治療模式，也就是一套糖尿病的「治本」方法，最終目標就是期許「有效圍堵糖尿病」。

基本上，「糖尿病整合療法」仍然以傳統糖尿病治療作為主體，另外加上兩大元素。

以「阻糖生物科技」作為輔助食療，加上全程進行「胰島素檢查」，針對已經在施打胰島素的糖尿病患者額外進行「C-Peptide 檢查」，加入兩大元素正好完美地補足傳統糖尿病醫療的盲點。過度肥胖的糖尿病患者，應再加入體重管理計畫，控制體重更有助於糖尿病的治療效果。

傳統糖尿病醫療如同缺了一角的拼圖，透過這些元素填補了傳統糖尿病醫療缺乏的面向，進而拼湊出完整的健康藍圖。

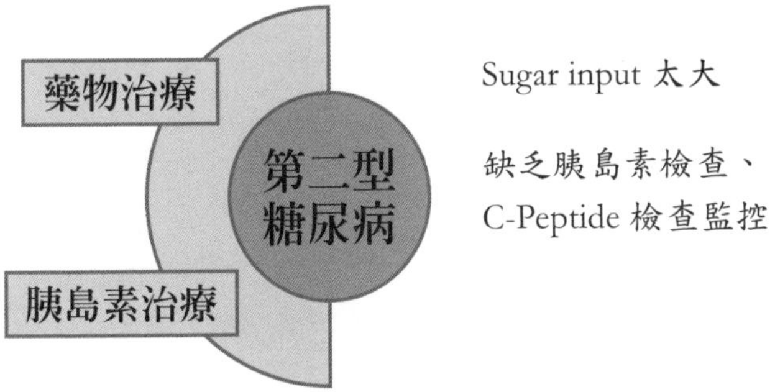

圖 1-6 傳統糖尿病治療

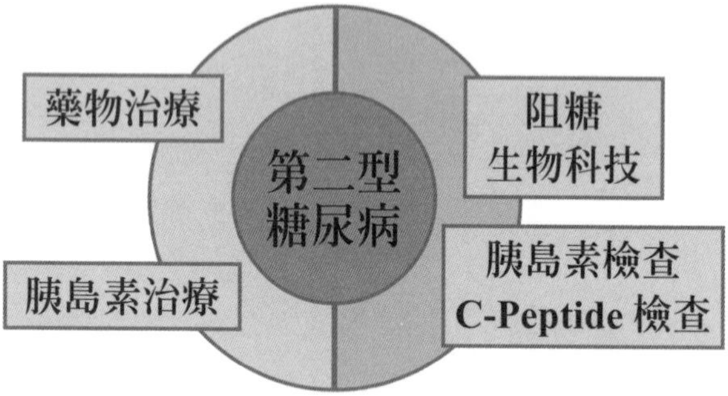

大幅減少 Sugar input ，降低血中胰島素

圖 1-7 糖尿病整合療法（DIT）模式

整合療法，有效圍堵糖尿病

「阻糖生物科技」可以順利阻斷大量糖分進入血液中，大幅降低飯後血糖，有效降低血中胰島素，對於改善胰島素抗性有非常大的幫助，也可以大幅減少胰臟的負擔。

在整體研究過程當中，透過「胰島素與 C-Peptide 檢查」，曾發現有些胰臟功能仍然完好的病例（C-Peptide 檢查數值正常，代表患者本身胰臟分泌胰島素的能力沒有問題），卻施打了高劑量的胰島素，導致血糖調控很不理想。

還有更多的病患，由於施打高劑量的胰島素，導致血中胰島素高達三十單位以上，在在顯示出：在缺乏胰島素檢查與 C-Peptide 檢查的監控下，何時該開始施打胰島素、應該施打多少單位的胰島素，醫師也實在難以完整掌控。

因此，若是能夠加入胰島素檢查與 C-Peptide 檢查，醫師將可掌握非常精確的檢驗資訊，進而仔細評斷施打胰島素的最佳時機，以及施打胰島素的準確劑量。

最新的研究已經證實，血中胰島素過高正是引發糖尿病的真正病因，醫師可以運用胰島素檢查與 C-Peptide 檢查，精準掌握施打胰島素的劑量與時機，相信此舉將會造福廣大的患者。

胰島素和 C-Peptide 檢查的重要性為何？

胰島素檢查指的是「空腹胰島素檢查」，可以反映血液中實際的胰島素濃度，在已經施打胰島素的病患，胰島素檢查數值可能包括自體分泌和施打的胰島素之總合，必須加檢 C-Peptide 檢查，才能區分患者自體分泌胰島素的能力。

C-Peptide 檢查，C-Peptide 又名 C- 胜肽或 C- 胜鏈胰島素，是胰臟製造胰島素的副產物，C-Peptide 能夠準確地反映患者胰臟自行分泌胰島素的能力，即代表自身分泌的胰島素濃度，可直接評估患者胰臟功能的狀態。

透過這兩種檢驗的結果，醫療人員將可更加精確地評斷胰島素的施打時機和劑量。

03

搶救糖尿病，成功實證案例解析

應用「糖尿病整合療法」模式，三個月停止施打胰島素，僅五個月糖化血色素就恢復正常！

搶救糖尿病案例01╳蘇振榮先生

——太棒了！我終於可以不用再打胰島素了！

蘇先生．糖尿病歷程小檔案	
案例背景	男性、七十二歲
案例病史	罹患糖尿病超過二十年以上，原治療單位為台北榮民總醫院、台大醫院，胰島素注射量為每天七十四單位，身上裝兩根支架
治療單位	台灣新北市淡水竹圍鴻恩診所
主治醫師	李天行院長
治療模式	糖尿病完整療法（糖尿病標準治療，配合阻糖生物科技、空腹胰島素檢查、飯後一小時血糖檢查等），以及空腹胰島素檢查

這是一則接受「糖尿病整合療法」的成功實例。

在一個偶然的機會裡，經朋友介紹認識了蘇振榮先生，當下注意到他的神情非常落寞、精神萎靡、臉色非常黯沉，整個人看起來非常憔悴。而且他的皮膚病變非常嚴重，雙手都長出大片的黑色瘡疤，有些傷口還會滲出黏稠的黏液。

因為心肌梗塞，他身上還裝著兩根支架，身體極為虛弱，站都站不穩，是典型的老糖尿病患者「風中殘燭」的表現。他唉聲嘆氣：「我可能熬不過年底吧！」

◎糖尿病整合療法過程

經朋友再三委託，我決定給予協助，有鑑於蘇先生病情的嚴重性，謹慎起見，我特別商請代謝科醫師好友——李天行醫師親自協助治療與監控。

李天行醫師曾任榮民總醫院新陳代謝科醫師多年，目前擔任淡水竹圍鴻恩診所的院長，除了採取糖尿病標準治療，同時搭配「阻糖生物科技」作為輔助食療。另外，我特別要求整個治療過程中，每個月都要特別抽血進行「空腹胰島素檢查」，以及全套的生化檢查，還請蘇先生每週使用血糖機自我監控「飯後一小時血糖」。（主要用於評估阻糖效率）

⊙初診

在接受「糖尿病整合療法」之前，他已經在兩家醫院接受長達二十年以上的治療，每天必須施打四次胰島素，且施打的總劑量高達七十四單位。蘇先生在某醫學中心最後一次的檢驗報告顯示：空腹血糖一八七，飯後一小時血糖三一一，糖化血色素七・六，空腹胰島素高達三〇・五。

檢查結果顯示，血糖控制得很不理想，尤其空腹胰島素高達三〇．五，根據最新的研究理論，血中胰島素越高，胰島素抗性越嚴重，血糖調控越差，將對糖尿病形成很大的負面影響。

⊙治療第一個月

接受治療第一星期，他的血糖有明顯下降，不到十天，李醫師認為胰島素可減少至每天五十單位。

在這短短一個月的期間，他的體力、精神與臉上的膚色都有明顯好轉，整個改善更為驚人，臉上開始泛出健康人才有的紅潤膚色，精神、情緒慢慢有所好轉。

由於治療才剛起步，我跟李醫師都以為檢驗數值變化應該不會很明顯，因此決定從第二個月起才開始追蹤抽血報告數據的變化。其實，蘇先生在這段時間自己用血糖機檢查，發現血糖數值已經有明顯下降。

⊙治療第二個月

第二個月起，他已經可以把施打的胰島素總量從七十四單位降到四十單位，雖然每天施打的胰島素大幅減量，但是蘇先生的血糖、糖化血色素等，卻持續明顯改善！

蘇先生維持這樣的輔助治療模式持續二個月，搭配每天施打四十單位的胰島素，這兩個月中，血糖持續改善，空腹血糖已經從兩個月前的一八七，下降至一一〇，糖化血色素從七．六降為六．六，改善非常顯著。

另外，飯後一小時的血糖從三一一下降至一八四，顯示 Sugar input 大幅降低，代表「阻糖生物科技」阻斷了飲食中大部分的糖分，減少很多糖分進入血液內，使得飯後血糖大幅降低，胰島素的分泌量與飯後血糖呈正比，飯後血糖大幅降低，胰島素也會跟著降低。

所以，他的胰島素從原本的三〇．五降為十九．九（以上為聯合檢驗中心檢驗報告結果），血中胰島素降低下來，他的血糖與糖化血色素也跟著降下來，完全符合最新的研究理論：「血中胰島素過高，才是第二型糖尿病的真正病因，若是想要治療糖尿病，首先應該降低血中胰島素！」（阻糖可以有效降低血中胰島素）

⊙治療第三個月

到了治療的第三個月，蘇先生胰島素的施打劑量已經可以降至每天十二單位。

從這個月起，李天行醫師特別開立延遲胰島素代謝的藥物，來支持治療效果，只是，蘇先生使用這項藥物才一星期，就開始出現低血糖現象。

我與李醫師的判斷是：血糖已經維持很正常，施打延遲胰島素會導致血糖過低，經李醫師同意把胰島素完全停掉！

至此，我們共同見證這個非常驚人的轉變，才短短三個月的治療，蘇先生打了十幾年的胰島素終於可以不用再打了！

打了十幾年的胰島素，而且每天施打劑量高達七十四單位，接受「糖尿病整合療法」才短短三個月，居然可以不用再施打，而且血糖表現比一般人更正常。他的飯前血糖值呈現了令人興奮的數字：八六（mg/dL），血糖完全正常！糖化血色素降至六．五，我非常驚訝於這樣的治療效果，這對於現代醫學的糖尿病治療可謂不僅空前，而且是很大的顛覆！

當蘇先生聽到李醫師說他可以把胰島素停掉，不用再打了，他非常雀躍且極為興奮地對我大喊：「太棒了，我終於可以不用再打胰島素了！」

⊙治療第四個月

由於完全停止施打胰島素，蘇先生第四個月的血液檢驗報告顯示，血中胰島素已經下降為八．四，飯前血糖維持在一〇五上下（特別說明：治療期間完全沒有限制飲食，所以空腹血糖較容易受到飲食內容影響），飯後血糖幾乎都在一一〇至一五〇之間，聯合檢驗中心的報告也顯示：糖化血色素已經降至六．三，趨近正常值範圍（糖化血色素正常值為四．〇至六．〇）。

⊙治療第五個月

治療到第五個月，我們終於看到最令人興奮的數字：蘇先生的檢驗報告顯示糖化血色素已經降至五．六，這是我跟李醫師最期待看到的數字。

糖化血色素的正常值是小於或等於五．七，糖化血色素五．六代表蘇先生的糖尿病已經完全好轉！

由此可見，運用「糖尿病整合療法」模式，才短短五個月的時間就幫蘇先生有效控制糖尿病，我跟李醫師都很滿意這樣的治療成果。

蘇先生接受「糖尿病整合療法」前後大約五個月的時間，原本每天要施打七十四單位的胰島素，治療一個月降為施打四十單位，兩個月降為施打十二單位，三個月已經可以完全不用再施打胰島素。此外，蘇先生的空腹胰島素值從原本的三〇．五（mU/L）下降至七．三（mU/L），隨著血中的胰島素下降，他的血糖與糖化血色素也都跟著大幅改善。

最令人驚訝的是蘇先生整個生理上的轉變，原本如同「風中殘燭」的身體，皮膚潰爛、濕黏，膚色暗沉、神情低落、意志消沉，隨著「阻糖生物科技」的輔助治療，並逐步減少胰島素注射量，他的皮膚的濕黏、潰爛全都不見了，膚色居然出現比常人更為紅潤的健康色，這通常只有出現在長期泡溫泉的人才看得到的情況，居然才治療短短一個月就開始在他身上呈現。

他的體力恢復更為理想，原本連站都站不起來，後來還曾經跟我一起去宜蘭林美步道健行，走起路來不僅快，還順利走完全程，完全恢復正常人的體力，甚至連同行的友人都被他嚇了一跳，直呼：「怎麼可能？半年前還站不起來，才短短幾個月時間，簡直變一個人！」

治療紀錄參照表（蘇先生）

時間	飯前血糖	飯後血糖	糖化血色素	空腹胰島素	每天胰島素注射量
治療前	187	311	7.6	30.5	74
第二個月	110	184	6.6	19.9	40
第三個月	86	166	6.5	15.1	12
第四個月	105	108	6.3	8.4	0
第五個月	118	—	5.6	7.3	0

（治療單位：竹圍鴻恩診所；檢驗單位：台北聯合醫事檢驗中心）

◎案例討論

本案例是完全由李天行醫師依照標準糖尿病治療程序進行相關的治療、檢測、監控，不同之處在於全程運用「阻糖生物科技」作為輔助食療，加上空腹胰島素檢查、飯後一小時血糖檢查等，我以「糖尿病整合療法」來與傳統糖尿病治療做出區分。

一位糖尿病患者在榮民總醫院與台大醫院治療了二十年以上，每天胰島素施打劑量高達七十四單位，檢查結果卻顯示血糖控制非常不理想，而且患者的精神與生理狀況都非常差。

經由運用「糖尿病整合療法」才短短三個月就可以把胰島素完全停掉，五個月糖化血色素降到五・六的正常值範圍，精神、體力、膚色、膚質改善都達到令人驚訝的程度，這在傳統糖尿病治療是很難達到的成果。

我認為此案例之所以成功的原因，在於以下重要幾點：

一、「阻糖生物科技」發揮良好的輔助食療效果

蘇先生的飯後一小時血糖從治療前的三一一降到一〇八，空腹胰島素從治療前的三〇・五降到七・三。最令人興奮的是，隨著血中胰島素下降，他的血糖與糖化血色素都大幅改善，甚至回到正常值範圍，血糖調控與改善均非常理想，完全符合最新的糖尿病研究理論。我認為「阻糖生物科技」大幅降低「Sugar input」，也大幅降低了血中胰島素，正是輔助治療之所以成功的重要關鍵。

二、全程進行「空腹胰島素檢查」，精確掌握血中胰島素狀況

依蘇先生的狀況顯示：原本每天要施打七十四單位的胰島素，胰島素檢查顯示他的空腹胰島素高達三〇・五。但是，打那麼高的胰島素並沒有讓血糖調控獲得改善。

由於有了精確的血中胰島素數據，非常有助於醫師決定胰島素的使用量。透過胰島素檢查發現，蘇先生的胰臟分泌胰島素功能仍能維持正常，加上「阻糖生物科技」的協助，大幅減少他的 Sugar input，李醫師慢慢地把他施打的胰島素減量，直到完全停止，在在顯示胰島素檢查的必要性！我也特別建議，施打胰島素的病患除了檢查空腹胰島素，還應該加入 C-Peptide 檢查。

根據蘇先生案例顯示：只要病患的胰臟仍有足夠的功能，現在的糖尿病藥物搭配「阻糖生物科技」的輔助食療，以及胰島素的檢查，糖尿病治療可以大幅提升治療效果，最新研究已經指示了最正確的糖尿病治療方向。

三、血糖恢復調控能力，身體能量運用正常

在短短五個月的治療中，蘇先生原本如同「風中殘燭」的身體，出現比常人更為紅潤的健康膚色，如同長期在泡溫泉的人，他的體力恢復得更理想，原本連站都站不起來，後來走起路來非常輕快，完全恢復正常人的體力。

我認為獲得巨大改善的主因在於「身體的能量運用恢復正常」，以前他所攝取的糖分不能有效地進入細胞內被利用，細胞得不到足夠的能量，當然功能就會低下，

也容易產生病變。

這也是為何他的皮膚會出現嚴重病變的主因，缺乏能量，體力、精神自然會不濟，就如同三天不吃飯就渾身無力的道理。

由於血糖調控能力恢復，身體的細胞能夠重新正常運用熱量，蘇先生整個身體才會產生明顯的好轉現象！

◎降低血中胰島素，糖尿病理想「治本」模式

綜合這個案例的治療成果，並參考最新的研究觀點，我認為：治療第二型糖尿病應首重「矯正胰島素失調」，血中胰島素過高（Hyperinsulinemia）才是第二型糖尿病的真正病因，把血中胰島素成功調降下來，血糖或糖化血色素自然會跟著回歸正常！

血糖或糖化血色素失調只是「症狀」，而非病因，就跟治療感冒一樣，只要免疫力擊敗病毒，發燒、咳嗽、流鼻水等症狀自然獲得改善！

「阻糖生物科技」可以阻斷飲食中三分之二的糖分進入體內，能夠有效降低「Sugar input」，大量減少糖分進入血液中，並且有效地「降低血中胰島素」，完全符合最新的研究理論，是糖尿病治療非常理想的輔助食療選擇！

搶救糖尿病案例02╳曹繼仁先生

——十多年了，終於找回真正的健康！

曹先生．糖尿病歷程小檔案	
案例背景	男性、七十六歲
案例病史	罹患糖尿病超過十多年
治療模式	糖尿病整合療法（糖尿病藥物治療，配合阻糖生物科技、生化檢查以及空腹胰島素檢查）

十幾年前，曹先生不知道自己已罹患糖尿病，直到發現洗手間的尿跡有螞蟻，才驚覺自己可能罹患糖尿病，在某大醫院檢查確定罹患糖尿病，當時血糖已經高達一八〇單位以上。後來接受藥物治療，時間長達十幾年，但是，血糖調控並不理想，幾乎都在一八〇單位上下，相當不穩定。

他的主治醫師也曾表示，已經沒有藥物可以幫他把血糖控下來，建議最好施打胰島素，但是曹先生擔心一輩子都要依賴胰島素，所以堅定拒絕施打胰島素。十幾年來，由於他非常注意飲食控制，血糖控制情況雖不理想，但也沒有特別惡化。

因緣際會下，有幸認識曹先生，他訴說糖尿病帶來的煩惱，由於尚無明顯的糖尿病後遺症，我建議繼續該醫院的治療模式，定期看診拿藥，但每天使用「阻糖生化科技」作為輔助食療。同時，我也建議每個月到聯合檢驗中心檢查胰島素，基本上，也是採取「糖尿病整合療法」模式進行治療。以下是他三個月的治療紀錄，成功見證一步步搶救糖尿病的心路歷程。

治療紀錄參照表（曹先生）

檢驗項目	第一個月	第二個月	第三個月
Insulin（空腹胰島素）	8.3	5.9	7.4
Glucose AC（飯前血糖）	138	113	100
HbA1c（糖化血色素）	7.1	6.7	6.4
Triglyceride（三酸甘油酯）	187	161	160
T-Cholesterol（總膽固醇）	151	160	156
HDL-C（高密度膽固醇）	46	46	46
LDL-C（低密度膽固醇）	84	90	89

◎案例討論

曹先生無法提供之前在該醫院的檢驗報告數據，所以沒有機會參照比對，否則應該會呈現其中的巨大差異。

但他表示，過去血糖一直都在一八〇單位上下，以我先前的案例經驗，他的血中胰島素值應該不低於二十單位。

⊙治療第一個月

藉由「阻糖生化科技」的輔助治療，他的空腹胰島素已經降到八．三，空腹血糖也降到一三八，糖化血色素降到七．一，血脂肪檢查項目只有三酸甘油酯稍高，其餘都在正常值範圍內，才短短一個月的治療，已經可以非常樂觀地預期治療效果。

⊙治療第二個月

曹先生的空腹胰島素已經調降到五．九，顯示胰島素抗性已有大幅改善。

他的血糖持續降到一一三，糖化血色素也降到六．七，顯示糖尿病情況正在大幅改善，三酸甘油酯也降到一六一，位於正常值邊緣。

⊙治療第三個月

第三個月的檢驗數據顯示：依照現有糖尿病診斷標準，曹先生已經脫離糖尿病了！空腹胰島素為七．四，血糖持續降到一百，糖化血色素也降到六．四，以這樣的檢驗數據，已經屬於「糖尿病危險群」，而非「確診糖尿病患者」。

當我告訴他檢查結果，他非常興奮地表示：「十多年了，我終於可以遠離糖尿病了！」欣喜之情可說溢於言表。

⊙第四個月～目前

在這三個月的治療期間，雖然我完全沒有限制他的飲食方式，但他主動地從葷食改為素食，可見找回健康這件事，決心才是邁向成功之路的第一步。

有鑑於他的糖尿病期長達十幾年，表示代謝長期處在失調的狀態，我便建議他繼續持續「糖尿病整合療法」，讓代謝狀態恢復正常，目前維持穩定狀態，並且持續追蹤中。

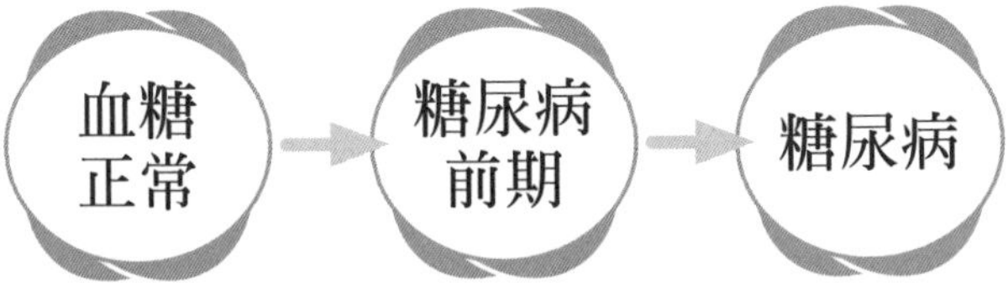

空腹血糖	100mg/dL	100~125mg/dL	≥126mg/dL
口服 75 克 葡萄糖後 2 小時血糖	<140mg/dL	140~199mg/dL	≥200mg/dL
糖化血色素	<5.7%	5.7~6.4%	≥6.5%

※ 資料來源：臺東基督教醫院家庭醫學科

（2023.9.25 查閱）

圖 1-8 糖尿病診斷標準

04 應用血中胰島素檢測，有助於各期糖尿病治療評估

許多人根本不知道自己已經罹患糖尿病，把品嘗美食視為一件人生至大的享受。這也可以說明：為何糖尿病的年齡層越來越低！

「糖尿病分為幾期呢？」

「可以概略依照疾病的進程，分為早期、中期、晚期。」

「血中胰島素檢測，可以在治療過程提供哪些幫助？」

「透過胰島素檢驗數據，可精準評估患者分泌胰島素的能力，有助於醫師採取最適切的治療方式，以及決定施打胰島素的必要性與劑量掌控。」

「早期」糖尿病患者╳高先生

——胰臟功能依然正常，血中胰島素值很高

高先生是我好友的小孩，年齡三十三歲，是名上班族。自從進入職場後，他幾乎餐餐外食，由於下班時間很晚，幾乎沒有運動的時間，使得體重垂直上升。

他父親發現他最近食量很大，每天還要吃宵夜、拚命灌可樂，休假時間也不去運動，整天埋在電腦螢幕前面，更懶到三餐都叫 foodpanda 或 Uber Eats，他父親很是擔心，特別向我請教。

我第一次見到高先生時，身材非常肥胖、體重破百，膚質也很差，長了許許多多的疹子，我建議他立即到台北聯合檢驗中心抽血檢查，包含空腹胰島素在內的全套生化檢查項目。

檢驗報告顯示：胰島素高達三〇，血糖為一九八，糖化血色素值為七．六，三酸甘油酯、膽固醇、高低密度膽固醇等數值都超出正常值，顯然已經罹患糖尿病，而且已經有一段時間了。

高先生就是典型的「早期」糖尿病患者，由於血中糖分很高，加上飲食失調的影響，每天攝取大量的糖分，胰臟被迫必須分泌大量胰島素來因應，身體會希望把

血中過高的糖分進入細胞內利用，以平衡血糖。

所以，血中胰島素值才會高達三〇，血中胰島素這麼高，反而加劇胰島素抗性，血糖更不容易進入細胞內利用，而且飆升的胰島素會使飲食完全失控，造成糖癮、食癮變得更嚴重，自然會更肥胖，更肥胖以後，胰島素則會更高，整體代謝已經完全進入惡性循環。

由於他年紀尚輕，罹患糖尿病的時間不算長，胰臟功能還很正常，所以能夠分泌很高的胰島素，屬於「早期」糖尿病患者，加上胰臟功能還很正常，尚不需注射胰島素治療。

另外，值得我們警惕的是，現在類似高先生情況的年輕族群比比皆是，許多人根本不知道自己已經罹患糖尿病，把品嘗美食視為一件人生至大的享受，每天手搖飲一杯接一杯，反正大家都這樣，這也可以說明：為何糖尿病的年齡層越來越低！

我向他父親建議，高先生應該立即接受糖尿病整合療法，也要積極開始減重計畫，同時建議他調降血中胰島素，把嚴重失調的代謝狀態矯正回來。

檢驗報告數值（高先生）

檢驗項目	檢驗結果	正常值
Insulin（空腹胰島素）	30.0	3.0－25.0 mU/L
Glucose AC（飯前血糖）	198	70－99 mg/dL
HbA1c（糖化血色素）	7.6	4.0－6.0 % of Hb

（檢驗單位：台北聯合醫事檢驗中心）

「中期」糖尿病患者╳林先生

——胰臟功能不足，無法分泌足夠胰島素

林先生是我好友的弟弟，今年六十三歲，身材中度肥胖。林先生罹患糖尿病已有二十幾年，一直都在新北市一家醫學中心接受藥物治療，但血糖控制得很不理想，特別商請我予以協助。

經抽血檢查的結果顯示：血中胰島素值為九．二，血糖高達二〇五，糖化血色素值也高達八．七，胰臟功能指數和三酸甘油酯、膽固醇的數值也都超出正常值甚多。

由於他罹患糖尿病的時間很長，胰臟在長期高度工作下，已經開始呈現功能不足的現象，屬於「中期」糖尿病患者，雖然血糖高達二〇五，但血中胰島素才九．二，顯示胰臟雖仍有功能，但已經無法分泌足夠的胰島素，醫學上稱為：「胰臟功能不足」（Pancrea insufficient function）。

目前林先生已經轉到李天行醫師的診所接受藥物治療，與此同時，我也建議他開始使用「阻糖生物科技」作為輔助食療，以降低飲食中的糖分進入體內（減少Sugar input），降低身體代謝系統的負擔，畢竟罹患糖尿病這麼多年，身體的代謝能力已經很差，需要矯正平衡。

檢驗報告數值（林先生）

檢驗項目	檢驗結果	正常值
Insulin（空腹胰島素）	9.2	3.0 – 25.0 mU/L
Glucose AC（飯前血糖）	205	70 – 99 mg/dL
HbA1c（糖化血色素）	8.7	4.0 – 6.0 % of Hb

（檢驗單位：台北聯合醫事檢驗中心）

「晚期」糖尿病患者╳洪先生

——胰臟衰竭，血中胰島素值很低

洪先生是我的好朋友，罹患糖尿病已經很長的時間，最近一、二年體重明顯下降，我懷疑他可能已經是第二型糖尿病中末期。

因此，我強烈建議他去接受包括胰島素檢查在內的全套生化檢查，果然如我所料，檢查結果顯示：空腹血糖為一三三，糖化血色素為七．三，但是血中胰島素卻只有二．一，顯然胰臟已經功能明顯不足，無法分泌足夠的胰島素。

第二型糖尿病患者的早期症狀，通常是肥胖、血中胰島素很高，由於長期血糖過高，迫使胰臟必須長期分泌大量的胰島素，最後就會導致胰臟功能嚴重不足，胰臟分泌胰島素的能力非常差，醫學上稱為「胰臟衰竭」（Pancrea failure），造成胰臟無法再分泌足夠的胰島素，於是便從第二型糖尿病轉入類似第一型糖尿病。

由於病患本身無法分泌足夠胰島素，因此這類必須依靠施打胰島素來穩定血糖。身體細胞長期無法順利運用糖分來產生足夠的能量，轉而燃燒脂肪、肌肉的蛋白質作為能量來源，便會導致身體體重明顯下降。

如同我經常比喻的例子，糖尿病如同寒冬沒有柴火可燒，轉而把家裡的桌子、椅子、床板都拿來燒，最後連屋樑都拿下來燒。所以，糖尿病末期的病患通常身型消瘦，血中胰島素很低！

透過檢查，確認洪先生的胰島素分泌不足，因此，我也把他轉介到李天行醫師診所接受胰島素的治療。

很難得的是，洪先生雖然罹患糖尿病時間很長，也已經進入末期階段，由於他是非常虔誠的佛教徒，自從知道自己罹患糖尿病以後，非常嚴格控制自己的飲食，每天清淡飲食，減少碳水化合物的攝取量，也警惕自己「日行一萬步」。

他的唯一嗜好就是泡茶，每天喝大量的綠茶，也因為讓自己維持非常健康的生活型態，雖然胰臟功能嚴重不足，但是血糖與糖化血色素並不高。

由此可見，他把糖尿病的傷害降到最低，同時將肝功能、腎功能、血脂肪維持在正常狀態，身體各方面功能也很正常，可以算是典型的「與糖尿病和平共存」的經典案例，實屬難得！

檢驗報告數值（洪先生）

檢驗項目	檢驗結果	正常值
Insulin（空腹胰島素）	2.1	3.0－25.0 mU/L
Glucose AC（飯前血糖）	133	70－99 mg/dL
HbA1c（糖化血色素）	7.3	4.0－6.0 % of Hb

（檢驗單位：台北聯合醫事檢驗中心）

透過以上三個案例，讀者可以清楚瞭解第二型糖尿病的早期、中期、末期的臨床表現有何不同，也可以充分理解，為何我要一直強調胰島素檢查的重要性！

因為醫師必須要掌握胰島素的檢驗數據，才能精準決定施打胰島素有無必要、何時開始施打、施打劑量為何，以及施打過程的持續監控。

「特殊」糖尿病患者╳曲女士

——胰島素和 C-Peptide 檢查的重要性

曲女士是我一位好友的夫人，患有腹部肥胖（內臟脂肪）、高血壓、高血脂的她，罹患糖尿病已經多年，期間還曾發生過兩次中風、一次心肌梗塞，是非常典型的代謝嚴重失調患者。

她在新北市的一家醫學中心接受治療已經有很長一段時間，但血糖、血壓、血脂一直控制很差。經由好友請託，有鑑於狀況實在嚴重，我便把她轉介到竹圍的鴻恩診所接受李天行醫師治療，經抽血檢查發現，整個檢驗報告幾乎是「滿江紅」，顯示整體代謝嚴重失調。

她的飯前血糖高達二〇五，糖化血色素也高達八．七，顯示血糖控制非常差。此外，由於飲食控制很差，幾乎每天都要吃宵夜、點心，導致血脂肪也很高，三酸甘油酯高達三五三，膽固醇二二七，檢驗報告也顯示患有脂肪肝，腎臟功能也不佳，就是典型的「代謝症候群」，也符合我所說的：「代謝症候群」根本就住在糖尿病的隔壁！

她的血中胰島素高達二六．一，由於她已經施打胰島素有一段時間，單靠胰島素檢查無法斷定胰臟功能狀態（胰島素檢查數值，包括自己分泌的胰島素和外部施打的胰島素）。

因此，這次特別加入C-Peptide檢查，C-Peptide值為二．二五，處在正常值的中間，顯示胰臟功能還在正常狀態，屬於「糖尿病早期階段」，胰臟應仍具有足夠的功能，可以分泌足夠的胰島素。

血中胰島素過高會讓胰島素抗性更為惡化，不利於血糖調控，李醫師根據檢查結果決定把施打的胰島素劑量減半，相信可以很快地把血糖調控下來。

由於她剛到診所接受治療，至本書截稿前，尚未接受「阻糖生物科技」的輔助食療，將來如果李醫師同意加入「阻糖生物科技」輔助食療，相信她的糖尿病情況會恢復得更快。

曲女士可說非常幸運，如果沒有轉診到李醫師診所，接受胰島素檢查與C-Peptide檢查，現在可能還在施打大劑量的胰島素，這對糖尿病治療不僅沒有幫助，還可能帶來負面的效果。

檢驗報告數值（曲女士）

檢驗項目	檢驗結果	正常值
空腹胰島素（Insulin）	26.1	3.0 – 25.0 mU/L
C- 胜肽檢查（C-Peptide）	2.25	0.81 – 3.85 ng/ml
空腹血糖（Glucose AC）	205	70 – 99 mg/dL
糖化血色素（HbA1c）	8.7	4.0 – 6.0 % of Hb
肝膽酵素	110	F:< 38 U/L
尿素氮	54.1	9.0 – 23.0 mg/dL
肌酸酐	1.84	F: 0.5 – 1.1 mg/dL
尿酸	11.7	F: 3.0 – 6.6 mg/dL
三酸甘油酯	353	<150 mg/dL
總膽固醇	227	<200 mg/dL

（檢驗單位：台北聯合醫事檢驗中心）

05 告別「慌糖」人生！盤點糖尿病的全面性傷害

糖尿病始終是困擾大眾健康，最大的潛在威脅之一，不只是高死亡率，全面性傷害嚴重衝擊日常生活。

「糖尿病致死率高嗎？」

「糖尿病始終是國人十大死因之一，除此之外，併發症會嚴重影響生活品質！」

根據衛生福利部國民健康署統計，二〇二二年的十大死因排行榜，依序為：惡性腫瘤（癌症）、心臟疾病、嚴重特殊傳染性肺炎（COVID-19）、肺炎、腦血管疾病、糖尿病、高血壓性疾病、事故傷害、慢性下呼吸道疾病、腎炎腎病症候群及腎病變。

多年來，糖尿病始終榜上有名，作為大眾健康最大的潛在威脅之一，統計結果分析，如今罹患糖尿病人數不僅高達兩百二十萬人，死亡人數更有上升趨勢，年增率多了百分之七．三！

恐怖無聲殺手，荼毒全身！

糖尿病不只是一種致死率極高的疾病，併發症更會嚴重影響生活起居，在日常中慢慢地糾纏、折磨著我們……，正因為主要侵襲人體無所不在的「血管」，包括全身的「大血管」與「小血管」，這位無聲殺手可謂一出手，勢必造成死傷慘重。

當身體中的血糖升高，血管如同泡在「糖水」裡一般，特別是糖尿病患者的血中的糖化蛋白很高，糖化蛋白會增加細胞膜的氧化壓力，其效應就如同「梅納反應」（Maillard reaction），當血液中的糖分過高，這些糖分會與蛋白質結合成「糖化蛋白」，致使細胞膜更容易被自由基氧化破壞，不只是加速老化的元凶，更會造成大、小血管的損傷，同時，末梢血液循環、免疫功能、性功能等也都會大幅衰退，引爆全身併發症！此外，罹患糖尿病以後，許多糖尿病併發症便相繼而至，包括：白內障、嚴重感染（免疫力衰退）、截肢、洗腎、裝支架都會緊緊相伴，所以說糖尿病的傷害屬於「全面性」的鋪天蓋地，絕對不容小覷。

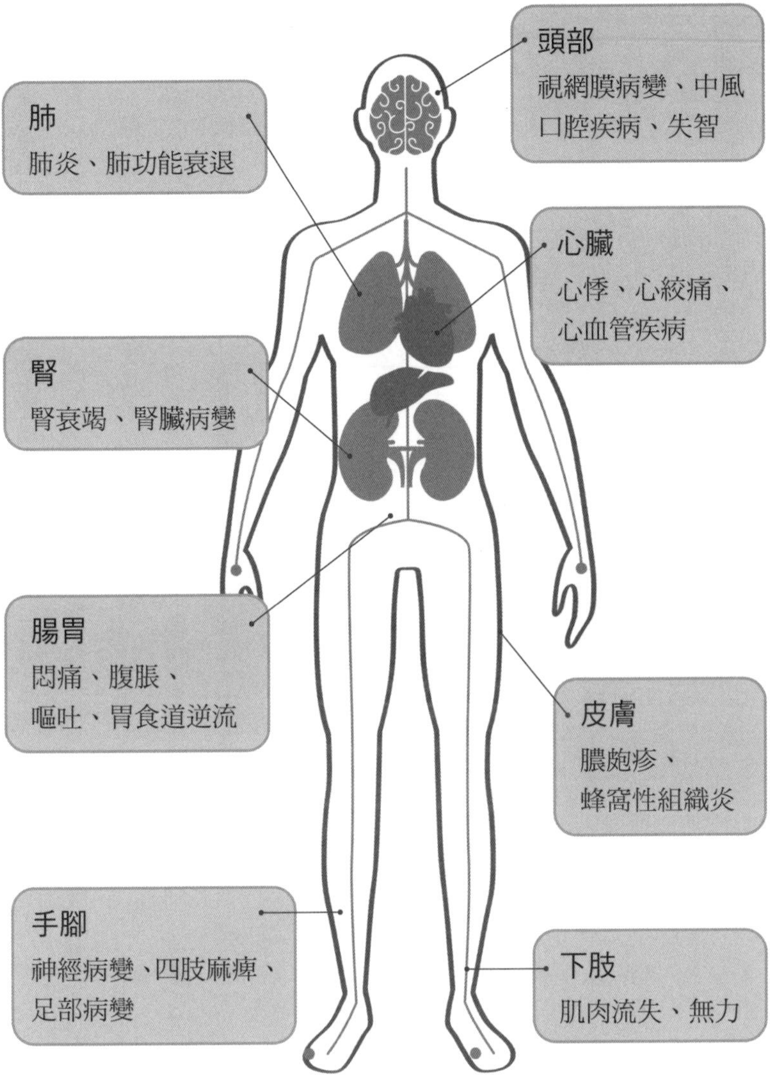

圖 1-9 糖尿病的血管病變與相關併發症

專家全面解惑，糖尿病不恐慌！

許多人對於糖尿病仍然一知半解、自以為對的觀念，反而為健康帶來危害。

「糖尿病不就是血糖高了點嗎？對身體的影響有這麼大？」糖尿病，顧名思義就是尿液中含有糖分，許多人誤以為是吃太多糖才引發的糖尿病，其實造成糖尿病的致病機轉相當複雜，如果血糖長期控制不好，身體各系統都會受到損害，也相對容易感染細菌、病毒等病原體，造成慢性病。

以下盤點那些病患與家屬最常見的提問，為讀者一一解答解惑。

◎「爲何糖尿病患者會有『三多』現象？」

根據統計，第二型糖尿病因初期血中胰島素通常很高，逼迫身體拚命「儲存熱量」，所以，血中胰島素太高就會引發「食癮」，身體就會表現出「三多」現象。

此時，不僅食量變大，還特別偏好高糖、高脂肪、高熱量飲食型態，而且整天都處在「飢餓狀態」，可稱作「慢性飢餓效應」，除了三餐，還要喝下午茶和宵夜，以及隨手可及的零食、含糖飲料。另外，關鍵原因在於糖尿病會導致細胞無法獲得足夠的糖分作為燃料（因糖分進不了細胞），身體細胞經常處在飢餓狀態，因而啟動進食需求，這就是「多吃」的緣由！

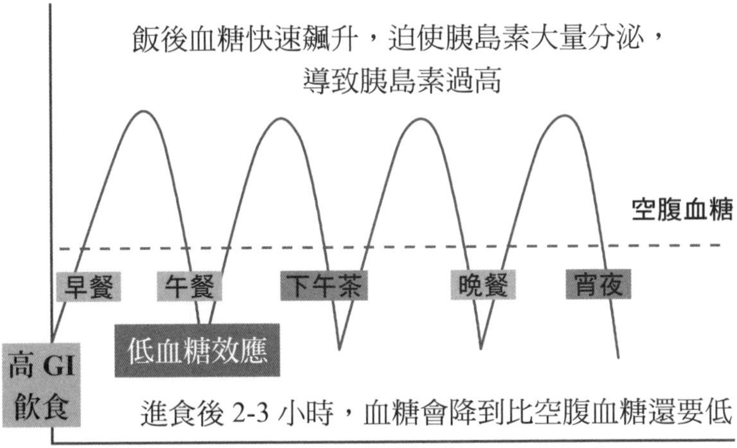

這種代謝失調的現象太普遍，看似正常，實則異常。

圖 1-10 慢性飢餓效應

＊以上參考自 2002 年羅德維格博士（David S. Ludwig, MD, PHD）在美國醫學雜誌（JAMA, May 8, 2002-Vol 287, No18）發表〈升糖指數：有關肥胖、糖尿病和腦心血管疾病的生理機轉（中文暫譯）〉（*The Glycemic Index: Physiological Mechanisms Relating to Obesity, Diabetes and Cardiovascular Disease*）。

由於血中糖分過多，身體傾向降低糖壓力，這會逼迫身體拚命攝取水分來稀釋糖分，這就是「多喝」，加上血中糖分過多，身體也會傾向盡快把糖分排出體外，以減低糖壓力，於是腎臟就得加緊拚命地工作，加上「多喝」的加乘效應，不僅喝進過多的水，尿液也變多，這就是「多尿」。

◎「為何許多糖尿病患者都得裝支架？」

腦心血管疾病（包括腦中風、心肌梗塞等）是糖尿病常見的併發症，前面曾提到，糖尿病最直接傷害的就是血管，當然也包含腦血管、冠狀動脈等。

糖尿病的糖毒性（血中糖化蛋白過高引發梅納反應）會使血管壁容易發炎、損傷，血管壁發炎損傷就是啟動「粥狀動脈硬化」的重大因子。

隨著血管上皮的發炎、損傷，接著便會吸引低密度脂蛋白膽固醇（ＬＤＬ）前來填補，吞噬細胞會吞噬膽固醇而轉化成泡沫細胞，泡沫細胞則會鑽入血管內皮，最後破裂死亡。

此效應會導致血管上皮附上一層層如粥狀的痂痕組織（斑塊），當這些粥狀的痂痕組織持續成長、囤積，進而把血管阻塞住，造成血管內徑越來越狹窄，因而限制了血流，就是俗稱的「粥狀動脈硬化」。

低密度脂蛋白膽固醇就如同「水泥」一般，專門修補血管上皮發炎損傷的傷口。只是，越修補的結果，只會導致血管內徑越來越狹窄。

關於血管越來越窄的另一大成因，就是胰島素具有組織增生作用，長期血中胰島素過高，會造成血管內皮不斷增生，血管內皮越來越厚，內徑自然變得越來越窄了。

另外，第二型糖尿病患者通常都會合併肥胖，當身體變得肥胖以後，心血管的保護平衡就會跟著被打破。

當身體維持苗條曼妙，脂肪細胞內的脂肪很少時，脂肪細胞就會大量分泌一種荷爾蒙，稱為聯脂素（Adiponectin），可以有效降低血管表皮發炎，防止血栓形成，同時能夠鬆弛血管壁、降低血壓等，它是脂肪細胞分泌的眾多荷爾蒙當中，唯一可以提供心血管保護的荷爾蒙。同時，聯脂素還有助改善胰島素抗性，所以醫師都會建議輕微糖尿病患者務必先進行減肥。

不幸的是，一旦肥胖以後，脂肪細胞內的脂肪含量增加，此時的脂肪細胞就會減少分泌聯脂素，轉而增加瘦體素（Leptin）與抗瘦素（Resistin）的分泌。所以肥胖者的血液中，這兩種荷爾蒙的含量都很高，然而這兩種荷爾蒙對心血管具有強大的傷害性，瘦體素與抗瘦素的結構相當類似「發炎因子」，都會引發血管壁的發炎反應。

持續發展之下，除了導致血管內徑越來越窄，血小板上面還有瘦體素的受體，可以讓瘦體素結合上去，造成一大堆血小板結合在一起，形成大小不一的小血塊，就稱為「血栓」。

一旦血管內徑過窄，這些血栓就很容易堵塞血管，如果堵塞在供應心臟養分與氧氣的冠狀動脈就會引發「心肌梗塞」，堵在頸動脈或腦血管內就會引發「腦中風」（阻塞性中風）。硬化的血管壁通常非常脆弱，當血壓不斷升高，可能把血管壁整個衝破，造成血管破裂，這通常發生在較小的腦血管，稱為「出血性中風」。

當我們走在馬路上、搭車或自行開車時，經常會聽到救護車鳴著刺耳的警笛呼嘯而過，除了意外事件之外，車內載運的多半是這類的緊急病患，能不能救活，就要祈求上天保佑了！

糖尿病還有一項不利於腦心血管疾病的因素，第二型糖尿病患者的血中胰島素很高，當血中胰島素過高時，就會影響糖分代謝的途徑，不僅會減少肝糖的合成，轉而增加脂肪的合成，同時也會減少一氧化氮（NO）的生成量。

一氧化氮有助於鬆弛血管、降低血壓，也會降低血管壁的氧化壓力，減少血管壁的發炎損傷，一氧化氮可以保護心血管，但糖尿病患者卻喪失了這項利器。這也是糖尿病患者容易罹患高血壓、腦中風、心肌梗塞的重要原因。

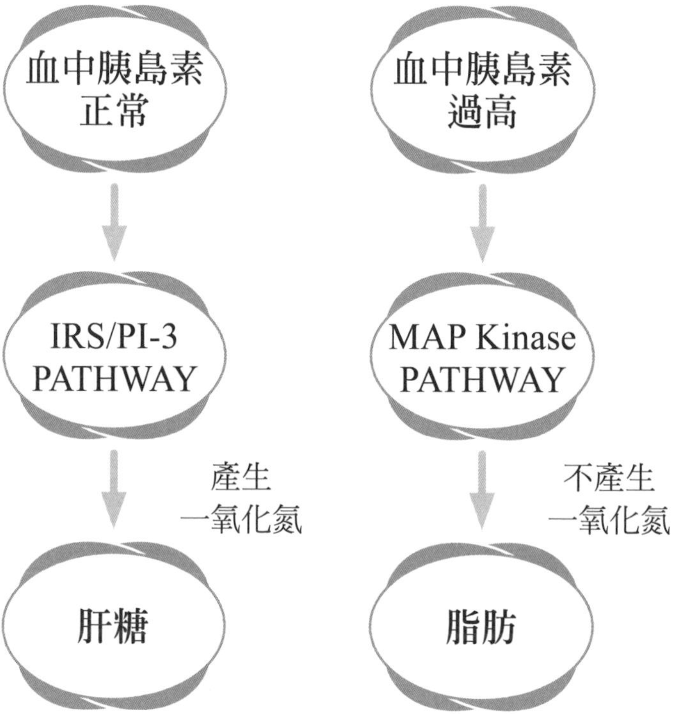

圖 1-11 胰島素與一氧化氮的機制

根據二〇二三年外電報導，中國大陸的腦心血管疾病也如同糖尿病般地「井噴式」成長，腦心血管疾病（簡稱CVD）病患人數高達三．三億人，其中，腦中風人數一千三百萬人、心肌梗塞人數一千一百三十九萬人，其他心臟疾病人數合計約兩千三百萬人、下肢動脈疾病四千五百三十萬人、高血壓二．四五億人，現在總死亡人口的五分之二，都是腦心血管疾病死亡病患！

也就是說，中國大陸每五位死亡人口中就有兩位是腦心血管疾病的病患，這是極度令人怵目驚心的數字，代表中國大陸的腦心血管疾病已經到了極端嚴重的程度。

反觀台灣兩千三百萬人口數，罹患糖尿病與腦心血管疾病的人，也有往上攀升的趨勢，不可不慎！

我認為，對岸的腦心血管疾病會如此嚴重，民眾的血中平均胰島素偏高可能是重要因素（這需要進行胰島素檢測的普查），加上飲食環境的影響、食癮效應、肥胖與糖尿病人口居高不下，腦心血管疾病本來就是肥胖與糖尿病的併發症（這就是後面會提到「高胰島素風暴」的牽扯效應）。另外，高比例的抽菸人口，應該也是另一個主因。中國大陸研究報告顯示，自二〇〇九年開始，農村的腦心血管疾病死亡率持續高於城市的死亡率，農村為百分之四十五．九一，城市為百分之四三．五六，這應與農村快速城市化有關，面臨老化的農村人口、缺乏衛生教育也是原因之一，畢竟，腦心血管疾病屬於慢性病，爆發年齡較晚。

根據美國二〇一九年的資料顯示：美國每天有兩千四百人死於腦心血管疾病，平均每三十六秒就有一人死於腦心血管疾病，平均每四十秒就有一人腦中風，一．二六九億的美國成年人都患有某種形式的腦心血管疾病（如高血壓），目前美國腦心血管疾病的死亡人數已高達八十七萬人。

◎「爲何糖尿病會需要洗腎？還會得白內障？」

糖尿病會傷害小血管，腎臟與眼球都是小血管分布十分密集的器官，如果小血管普遍受到傷害，就會影響腎臟與眼球的功能。

當腎臟受損到無法順利過濾排除尿毒素時，病患就需要藉助洗腎來延續生命，當然長期服用大量藥物，也是造成腎臟損傷的一大原因。如果眼球小血管普遍受損，白內障可能就會接踵而來，嚴重者還可能導致失明。

◎「爲何糖尿病患者，常常只因爲一個小傷口就要截肢？」

糖尿病也會嚴重傷害四肢的末梢小血管，除了導致末梢小血管壞死，還會導致免疫資源無法順利送達身體末梢。一旦受傷就可能導致傷口無法癒合，或造成蜂窩性組織炎，嚴重者可能需要截肢。

◎「爲何上了年紀的糖尿病患者，看起來都如同風中殘燭？」

第二型糖尿病患者初期都有肥胖現象，隨著病情的發展之下，一旦進入中、末期，許多病患就會開始爆瘦，原因在於「糖尿病好像在悶燒房子」！由於身體長期無法利用糖分作為能量來源，就會轉而利用脂肪與肌肉來作為燃料。

如果把身體形容成房子，糖尿病就如同嚴冬來臨的時候，沒有錢購買柴火，就只能拆除家裡的床板、桌子、椅子，來當作燃料取暖。

當這些家具都燒完了，接著會開始拆卸門窗；當門窗也燒完了，不再有所選擇，就會開始拆掉支撐房子的柱子，最後連橫樑也拿下來燒！此時的房子還是房子嗎？身體還是身體嗎？不幸的是，這就是老糖尿病患者的寫照。這也是為什麼末期糖尿病患者個個如同風中殘燭、乾乾瘦瘦的原因。

由於身體細胞長期缺乏糖分的能量，就如同一個人長期沒飯吃，一定會非常虛弱，當全身細胞都很衰弱，許多身體的功能就會大幅下降，體力、精神都會很差，各個器官功能與皮膚的狀態也會非常糟糕。

這也是我為何要書寫這本《搶救糖尿病》的原因，傳遞最新的研究資訊與解方，希望能夠為糖尿病帶來一線希望曙光，迎向健康的嶄新人生！

Part 2

終結肥胖：成功找回健康

研究證實：
減肥失敗率高達百分之九十五，
絕大多人減肥後幾乎都復胖！

01 肥胖不只是慢性病，還很要命！

減重之路充滿阻礙、曲折且漫長，只要用對方法，持之以恆，就能夠直達問題核心，找回身心的輕盈與健康。

「為什麼活到百歲的老人，沒有一個是胖子？」

「因為世界上很難有人可以又胖又健康！」

「是否有辦法終結肥胖？」

「有，從矯正代謝開始。」

肥胖，威脅健康的隱形殺手

「全球有超過十億的肥胖人口！」根據世界衛生組織（WHO）二〇二二年的統計指出，目前逾十億的肥胖人口當中，其中包括六．五億成年人、三．四億青少年、三千九百萬兒童，可說肥胖席捲了各個年齡層。

當我們仔細比對衛生福利部二〇二二年公布的十大死因，竟然每一個都與肥胖息息相關（醫學研究指出，肥胖正是感染新冠肺炎，並增加住院及併發重症的危險因子）。

過重與肥胖成了最可怕的幕後殺手，影響範圍擴及身心靈各層面，令人不得不提高防備。

世界衛生組織早在一九七五年前就已經認定：「肥胖是一種慢性病！」它將同時引發各式各樣的代謝疾病，嚴重影響生活品質，彷彿生命的前路上掛滿死神的鐮刀，讓健康與長壽之路蒙上一層陰影。

世界肥胖聯盟（World Obesity Federation）更將每年的三月四日明訂為「世界肥胖日」（World Obesity Day），估計二〇二五年全球過重或肥胖將攀升至二十七億人，用以實際推動可行的解決方案。當今肥胖已成了世界級的健康危機，我們怎麼還能等閒視之？

「難道沒有辦法終結肥胖嗎？」很多民眾憂心忡忡地問我。

答案當然是有的，套用一句《詩經・蒹葭》的話：「溯洄從之，道阻且長。溯游從之，宛在水中央。」儘管減重之路充滿阻礙、曲折且漫長，但是只要用對方法，持之以恆，就能夠直達問題核心，找回身心的輕盈與健康。

減重已經很不容易，想要不復胖更難？

減肥不成功，永遠是肥胖者內心最深沉的噩夢。

經研究證實，減肥失敗率高達九成五，而且絕大部分的人減肥後幾乎都會復胖。正如我經常分享，減肥太簡單了，三天不吃飯一定瘦，難的是如何維持「不復胖」！

二〇〇七年，登載於《美國心理學家》（*American Psychologist*）學術期刊，由美國加州大學心理學博士崔西・曼恩（Traci Mann）發表的一份全球最大規模的減肥研究報告指出，節食減肥的前半年有可能減去百分之五至十的體重，但是長期效果很差，五年內有高達三分之二的人體重都會回復原來體重，甚至有一半的人比減肥前更胖，更糟糕的是，節食所造成的體重在減輕與增重之間來回擺盪，也就是所謂的「溜溜球效應」（Yo-yo effect），可能大大提升罹患心臟病與中風的風險。

曼恩博士分析三十一份有關減肥的報告，得出這樣的結論：「節食減肥對於大多數的人根本無效！」此外，還有更多的減肥報告都指出，高達百分之九十五的人減肥後都會復胖。傳統減肥方法在「復胖」的問題上，幾乎一愁莫展。

「我拚死拚活地試了好多方法，體重就是減不下來！」

「前幾個月才努力瘦下十多公斤，如今全部都還回來了！」

「為何幾次復胖後，體重就再也下不去了？」

曾經試過多次減肥的民眾，或多或少都有這樣的經驗，無論是節食減肥、運動減肥、藥物減肥、雞尾酒療法減肥，或是前些日子最夯的瘦瘦針減肥，最後都是效果不彰，而且越減越胖。

然而，想要真正減重並徹底破除「復胖魔咒」，就該先徹底瞭解「肥胖到底是怎麼來的」這件事。

肥胖真正原因：胰島素大失控

經我長期研究與最新國際論文相互證實，得出一致結論：肥胖一如糖尿病，共同病因正是「血中胰島素過高」。

歸咎原因在於我們的日常飲食，第二型糖尿病正是「吃」出來的，肥胖也是「吃」出來的！因此，想要瞭解肥胖，就該先瞭解這個肥胖元凶——胰島素失調。

胰島素作為人體重要的荷爾蒙之一，也是人體的肥胖總司令。胰島素不只負責調控血糖，更掌管著「儲存能（熱）量」的重責大任，包括熱量的吸收、利用、儲存。過去的人常說：「民以食為天，吃飯皇帝大。」其實就是呼應人類自古以來「儲存能量」的天性，「食」是直接儲存能量，「衣、住、行」則是「節約能量的消耗」，目的也是協助儲存能量。

因為「儲存能量」的天性，綜觀人類的進步其實只在做一件事：「創造更多可以掌控的熱量，節約更多能量的消耗。」造物者把「儲存能量」這項人類最偉大的天性完全交由胰島素來主控。所以，可以想見的是，胰島素一旦失調，身體必定面臨「地搖天動」，瘋狂儲存能量的同時，就會誘發肥胖危機、慢性病危機和各種代謝症候群，一切問題的淵藪，全是胰島素失控惹的禍！

不過，胰島素「儲存能量」的角色確實並不討喜，令全天下所有害怕肥胖的女性恨得咬牙切齒，這個角色就如同「人體的肥胖總司令」，只要血中胰島素過高，身體就如同發出「肥胖動員令」一般，逼得人們拚命吃、拚命儲存脂肪。

遺憾的是，由於脂肪是身體儲存能量的方式，能量儲存越多，身上脂肪就越多，外型就越胖，讓身材整個大走樣。

瘦不下來？人類犯了一件最不該犯的錯！

由於受到「儲存能量」的天性支配，人類會自動不斷尋求更多熱量來源，以及設法把熱量轉變成「更容易利用的形式」。

二次世界大戰之後，自作聰明的人類犯了一件「最不應該的錯誤」，把作為主食的「複合式澱粉」（例如糙米、全麥）全面精緻化，現代人的主食於是轉變成「完全不含纖維」的白米、白麵粉。

每個人從小開始吃白米飯和白麵粉做的麵包、包子、饅頭、麵條等「精緻澱粉」，以及許許多多高糖分的含糖飲料（包括可樂、奶茶等）、甜食（包括蛋糕、糖果、甜點等），這些都是「簡單糖」，完全不含纖維。

這些精緻澱粉或甜食（內含簡單糖）一吃進肚子裡，因為不含纖維會讓身體快速吸收，這些食物的「升糖指數」都很高，如同「糖水」一般，導致飯後血糖迅速飆升，血糖過高會迫使胰臟分泌大量的胰島素來因應，目的是盡快把血糖帶入細胞內利用，以降低血糖。

長期食用精緻澱粉或甜食，迫使胰臟不停「噴發」胰島素，使得血中胰島素持續偏高，形成高胰島素血症，進而引爆「食癮效應」（Food addiction），食癮效應又會進一步誘發肥胖、糖尿病等。這也呼應了一個民眾都知道的事實：吃甜食、米飯、麵包最容易變胖！

就是這項錯誤的決定，把整個人類推入肥胖與慢性病橫行的黑暗時期，一九五〇年以後，由於主食全面精緻化，人類平均胰島素一如平均體重一般，不斷向上發展，飲食熱量越來越高，整個地球越來越重，慢性病危機也接踵而來。

「胖」從口入，現代人的慢性飢餓

你一定聽過菸癮，抽菸讓人感到快樂，你也一定聽過酒癮，喝酒讓人產生愉悅感，那麼食癮呢？顧名思義就是吃東西會令人開心、滿足！

如果血中胰島素過高就會讓身體產生「食癮效應」，「食癮」就如同裹著糖衣的毒藥，誘使人們拚命享受美食，不僅讓食量變大，各種「吃到飽」、美式速食、手搖飲也會成為人們的最愛，整天都處在「飢餓」狀態，除了三餐，還有下午茶、宵夜，以及一大堆零食、手搖飲等，而且偏好高糖、高脂肪、高熱量食物，對健康飲食興趣缺缺。同時，飲食口味會越來越重，根本吃不出食物的原味！

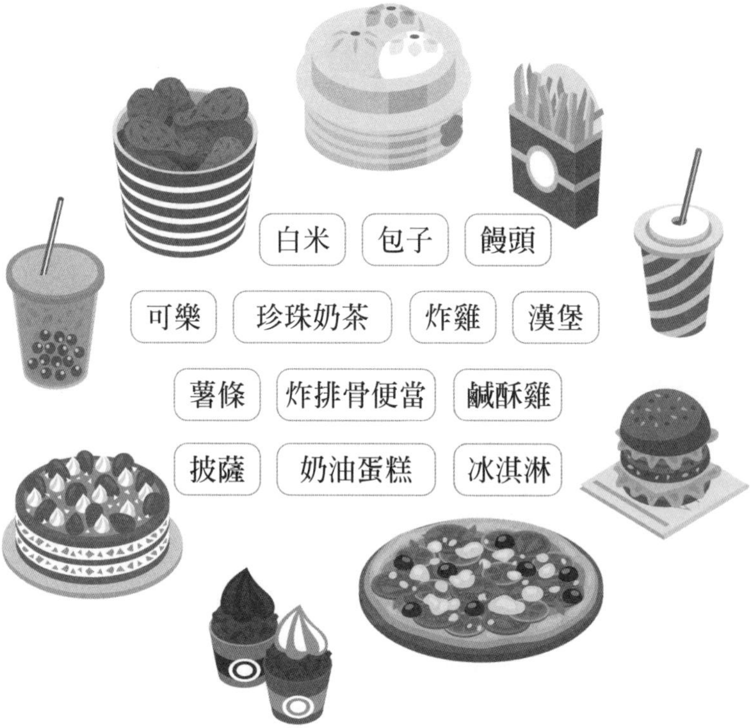
白米
包子
饅頭
可樂
珍珠奶茶
炸雞
漢堡
薯條
炸排骨便當
鹹酥雞
披薩
奶油蛋糕
冰淇淋

圖 2-1 引爆糖胖危機的食物

食癮效應會讓人「過度進食」（Overeating），攝取過多的熱量，胰島素還會配合做一件事，那就是「把吃進來的多餘熱量加速變成脂肪儲存」，結局當然就是「肥胖」！

為何會產生可怕的「食癮效應」？大衛・羅德維格博士（David S. Ludwig, MD, PhD）的研究提供了最好的說明，二〇〇二年五月，在國際肥胖與代謝疾病領域擁有極高聲望、任職於美國波士頓兒童醫院醫學部的羅德維格博士，在全球最知名的《美國醫學會雜誌》（*JAMA*）發表〈升糖指數：有關肥胖、糖尿病和腦心血管疾病的生理機轉（中文暫譯）〉，整合了一百二十一篇傑出的研究成果，寫成一篇回顧性論文。

他針對「攝取高升糖指數飲食正是導致血糖代謝失調，進而引發肥胖、糖尿病以及腦心血管疾病的主要原因」，做出極為深入且精闢的闡述。

該研究成果明確指出，攝取高升糖指數飲食（精緻澱粉、甜食、含糖飲料）後，導致飯後血糖瞬間飆升，血糖大幅飆升後，逼迫胰臟大量分泌胰島素來因應，長期攝取高升糖指數飲食則導致「血中胰島素過高」。

同時進一步證實，由於血中胰島素過高，加上胰島素調控血糖並不理想，導致飯後的二至四小時後血糖快速下降，甚至降到比空腹血糖還低，形成所謂的「低血

糖效應」，令身體引發強烈的飢餓感。（請參考圖1-10，頁九十五）

此原因是大腦只能用血糖作為唯一的能量來源，血糖一旦過低，大腦會立即發出求救訊號，彷彿告訴你：「現在應該馬上進食！」這種強烈的飢餓感，會持續到下次進食為止，形成所謂「慢性飢餓」（Chronic hungry）。

慢性飢餓現象約在進食後的兩至三小時引發高漲的食慾，這也是下午茶、宵夜、吃到飽餐廳大行其道的主因，導致現代人「普遍過量進食」，成了普羅大眾常見的飲食通病。

更糟糕的是，低血糖讓人形成「糖癮」，這類食物（甜食、含糖飲料）再度升高血中胰島素，加劇慢性飢餓的情況，形成一種無法回頭的惡性循環，儼然搭上糖尿病的特快車。這種現象尤其在肥胖者身上更為明顯（肥胖以後，血中胰島素更高）。

羅德維格博士的結論是，現代人每日攝取大量的精緻澱粉（高升糖指數），導致血中胰島素升高，血中胰島素過高會讓身體更容易囤積脂肪。

就我的研究觀察，若是脂肪儲存於皮下，即為「皮下脂肪組織」（Subcutaneous adipose tissue, SAT），囤積於內臟，即為「內臟脂肪組織」（Visceral adipose tissue,

VAT），前者令人外觀上變成大胖子，後者形成頑強隆起的小腹，年輕肥胖較屬前者，中年肥胖通常兩者兼具。

這篇論文也清楚指出，由於現代人大量攝取高升糖指數飲食導致血中胰島素普遍過高，隨著影響時間的拉長，最後會一路引發肥胖、代謝症候群、糖尿病、腦心血管疾病等重大健康議題，完全符合我在本書PART 3提出的「高胰島素風暴」三階段理論——年輕肥胖階段、中年肥胖階段（代謝症候群），以及慢性病階段。

如今大量的研究結果都指向「胰島素過高是現今社會普遍發生的現象」，同時可以解釋，為何現在社會的肥胖與慢性病問題如此嚴重！

拚命吃、不想動，只長脂肪、不長肌肉

血中胰島素過高，會讓人拚命吃、不想動，而且只長脂肪、不長肌肉。

如同前面所提到，胰島素是「人體的肥胖總司令」，這個掌控肥胖關鍵的指揮者，若是接收失誤、下達錯誤指令，身體就要跟著遭殃了。

以下，彙整造成胰島素失序，造成肥胖的四大關鍵：

◎關鍵一：引發「食癮效應」

「小心！慢性飢餓效應在作祟！」過高的胰島素，將啟動「慢性飢餓」與「糖癮」，慢性飢餓讓人食量變大，整天都處在飢餓狀態，除了三餐，還要喝下午茶、吃宵夜，外加一大堆零食，以致過度進食而攝取過多熱量。

「糖癮」則讓人傾向喜愛甜食、飲料，滿街的手搖飲店、甜甜圈店、蛋黃酥名店等，每到下班或年節便會大排長龍就是最好的鐵證，現在年輕人每天要喝好幾杯手搖飲，攝取過多的糖分又會讓胰島素更高，形成惡性循環。

◎關鍵二：加速脂肪合成

過高的胰島素會「活化」脂肪合成的每一步生化反應，把攝取進來多餘的熱量迅速轉成脂肪儲存，讓體重直線上升。

另外，身體脂肪合成加速需要材料，趨使身體傾向喜好攝取高油脂食物，例如牛排、蹄膀、油炸食物、起司等。

◎關鍵三：抑制脂肪分解

過高的胰島素會「抑制」脂肪分解的每一步生化反應，不讓脂肪轉成熱量。

此舉不僅讓身體脂肪「只進、不出」，大大增加減肥難度，而且讓人完全「不想動」（無法利用脂肪燃燒產生的能量）！現在許多年輕人已經連下樓去買個晚餐都懶，乾脆叫 foodpanda 或 Uber Eats 送上門來。

◎關鍵四：減少生長激素分泌量

過高的血中胰島素會減少生長激素的分泌量，導致身體只長脂肪、不長肌肉，身體的肌肉組織減少，會直接降低基礎代謝率，讓減肥更困難。

過高的胰島素不只加速脂肪合成，還會抑制脂肪的分解，讓身體脂肪「只進，不出」。由此可見，一旦血中胰島素過高，身體的表現就是「拚命吃、不想動」、「只長脂肪，不長肌肉」，大大降低基礎代謝率，不僅加速肥胖，還增加減肥難度，最後完全陷入肥胖的泥淖，進退失據，動彈不得。

這些胰島素失調所形成的效應總合——「食癮」、「慢性飢餓」、「糖癮」、「加速脂肪合成」、「減少製造肌肉」，就是讓身體變成如假包換的「肥胖體質」，罹患糖胖症、糖尿病也只是遲早的事！

至此，讀者應該可以更為切身瞭解到，為何減肥口號「少吃，多運動」幾乎成為一句空話，因為根本沒有幾個人能做得到，甚至連醫療人員都無法對抗肥胖。

科技發展的當下，秀才不出門，食物就會主動送上門！如今滿街東奔西跑的外送員，這一單還在路上就已經開始在訂／趕下一單，加快了這條「肥胖生產線」，距離再也無法阻擋人們對於進食的渴望，只要多花點錢就好。然而，健康是用再多金錢也買不回來的！

有人說，我們身上百分之八十的脂肪是食癮造就，百分之二十的肥肉則是因為「害怕浪費」，而吃下過多不必要的食物，不良和錯誤的飲食觀念，都在戕害我們的健康。

除了避免肥胖效應上身，現在就要開始胰島素5.0健康管理計畫，適時「斷捨離」，告別過度進食的恐怖行為，飲食是一種生活享受，需要細細品味，才能療癒你我身心靈。

02

吃粗食，不易肥胖！

一旦養成肥胖體質，放任暴飲暴食，肥胖幾乎是無法避免的事情，差別只在於有些人胖得快，有些人胖得慢而已，或是胖在看不到的地方。

「為什麼以前的人，沒有肥胖問題？」

「因為那時多是粗食，現代人多精緻飲食。」

老一輩的人，為何不容易發胖？

其實，認真說起來肥胖體質都是吃出來的！

當我們查看原始人類圖像，他們大多呈現瘦長的樣貌，甚至看得見骨頭的形象（皮包骨），可能是早期沒有那麼多充足的食物，加上生活型態需要大量的勞動力，進行狩獵、行走與跑跳，整體運動量大，消耗的能量也就多了，自然不容易胖。

有人曾形容現代人是披著一層脂肪的山頂洞人！也有人說，那段歷史已經離我們太遠了！那麼我們試著把時光拉到五十年前，阿公、阿嬤的農業社會時期。

那時的農夫們一大早起床，天尚未亮，就必須下田工作，鋤禾日當午，一直到太陽下山為止。每天的勞動量這麼大，也只是固定吃三餐而已，哪來的下午茶。

晚上沒有什麼娛樂活動，早早就上床休息、睡覺，也沒聽過誰睡覺前還要吃宵夜！顯然，那時期的人比較耐得住餓，不會時時刻刻飢腸轆轆。

原因在於，以前吃的是粗糙食物，當時主食尚未精緻化，例如地瓜、糙米飯、全麥食物等，這些澱粉含有充足的纖維質。

所以，人體腸道吸收相當緩慢，升糖指數很低，不會導致飯後血糖狂飆，胰島素當然也就不會大量分泌。當時人們的飲食總熱量也很低（通常只有祭祀或嫁娶才有機會大吃一頓），每天活動量又足夠，蔬果攝取量充足，沒有過多的甜食。

因此可以推估，當時人們的代謝都很正常，血中胰島素都很低，血糖也很平穩，不會如同雲霄飛車般高高低低，不會有慢性飢餓效應，也鮮少出現肥胖體質，當然也不容易發胖。

相形之下，反觀現代人的生活與工作型態，往往是坐在辦公室、冷氣房，白天進公司，等到太陽下山才下班（或下課），運動量大幅略減，也很少直接接觸到陽光，回到家就躺在沙發上追劇或滑手機，身邊還少不了各種零食，食物種類和數量比起早期生活多上許多，吃得也比以前的人還要多，因而造成少動多吃、胰島素失調，若是缺乏一個自律的身材管理計畫，很難不發胖。

加上現代人壓力較大，許多人喜歡靠吃東西來緩解壓力，許多上班族在下班後最喜歡的去處是吃到飽餐廳、燒烤店，用完餐後都很晚了，誰還運動呢？這也是現代人肥胖的另一個主因！

而且一旦養成肥胖體質，同時放任暴飲暴食，肥胖幾乎是無法避免的事情，差別只在於有些人胖得快，有些人胖得慢而已，或是胖在看不到的地方。

談到這裡，相信許多人都心有戚戚焉，許多肥胖者可能一直不瞭解，為何莫名其妙就開始發胖？沒錯！精緻澱粉、甜食、含糖飲料導致血中胰島素過高，進一步引發「食癮」與「慢性飢餓」效應，正是引爆肥胖的最主要原因，我將其稱作「肥胖黑洞」。

請再仔細回想，我們的日常三餐大多是白米飯、白麵粉做的食物，加上隨手可得的甜食、飲料等高升糖指數飲食。你吃、我吃、每個人都吃，印證了我所提出的：「現代人的代謝都失調了，卻還不自知！」

根據醫學研究指出，這種代謝失調的現象，幾乎發生在每一個人的身上，每個人血中胰島素都有過高情形，尤其在肥胖者更為明顯，以致於看起來好像是「正常的」。

嚴格來說，長久以來，醫學界完全忽略——現代高升糖指數飲食，引發血中胰島素過高的「肥胖黑洞」，蔓延成全球肥胖危機，而且越是已開發、經濟發展越好的國家人民，受害就越大！

肥胖危機影響所及，不僅是肥胖本身，如今死亡率最高的慢性病，就包括糖尿病、腦心血管疾病，甚至某些癌症都是「肥胖併發症」，全球為數龐大的人類正為肥胖所苦，我們必須審慎以待。

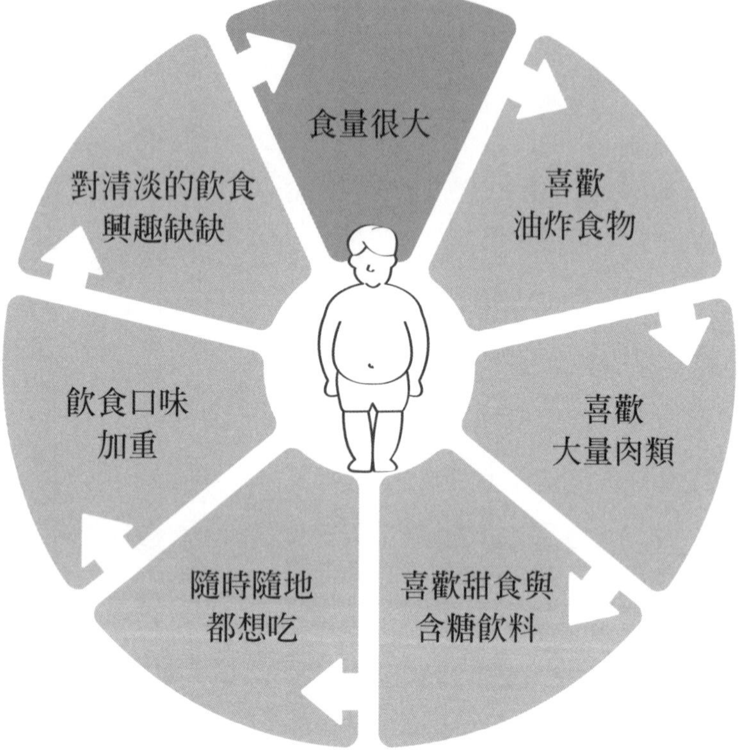

圖 2-2 肥胖體質七大外在表現

03

為何減肥老是失敗？

有時是大腦覺得餓，有時是過度起伏的情緒激發食慾，有的是腸道的消化系統異常發達，還有的是代謝較差，都是造成肥胖的某種原因。

「無論嘗試過任何方法，減肥總是失敗，最後終至放棄！」

「我現在只能放任體重無理性的飆升，卻完全無計可施！」

相信這是許多人（尤其是女性朋友），心中最深的痛。

為何我的節食減肥不管用？

減肥失敗的原因很多，若是忽略了「血中胰島素過高」的影響，便是其中主要原因。

另一個導致減肥失敗的因素，就是前面提到的「溜溜球效應」，與此同時，減肥者本身的「心態」也將決定減肥成敗的重要關鍵。

我曾經碰過許多體脂率超過百分之四十以上（身上幾乎有一半都是脂肪）的女性個案，絕大多數都是長期使用減肥藥物或經常節食減肥，導致反覆減肥、復胖的結果，幾乎沒有例外。

尤其是接受過「雞尾酒」療法的減肥者，這些減肥藥物會直接刺激中樞神經，經常導致身體調控完全失序，加上復胖後體脂率過高，基礎代謝率根本提不上來，又該如何燃燒脂肪？這樣的減肥對象曾經讓我傷透腦筋，也為其感到憂心。

其實，肥胖是一件牽涉生理與心理的現象，絕大多數民眾對於肥胖仍是一知半解，想要成功減肥，首先必須深入瞭解肥胖，尤其是「胰島素失調」的影響，正所謂「知己知彼，百戰百勝」。

此外，我們還需要一套非常有效的減重計畫，同時建立並養成「減肥的正確心態」，就是本章接續要帶領前進的重點。

肥胖的精準醫學，管用方法在哪裡？

因此，當我們再度回到一開始探討的問題：「為何我的節食減肥不管用？」肥胖儼然有它的精準醫學、精準療法，只是許多人還沒有找到正確的切入點，才會讓自己減重頻頻失敗，而且一再復胖。

「復胖」兩字，一直是絕大多數嘗試過節食減肥者的慘痛經驗，許多人一輩子都在減肥、復胖再減肥的胖海中浮沉。

確實，節食減肥後能夠不復胖，真的是有些困難的一件事。研究結果也顯示，減肥復胖率高達百分之九十五。那麼，問題來了，為何我不能是那個百分之五？

我常開玩笑地說，節食減肥太容易了，三天不吃飯，保證可以輕鬆減下體重，難的是如何讓身體不復胖。所以，就是因為用錯方法，才會從百分之五，一下子又回到了九十五。

現在，請問自己這幾個問題：「為什麼減肥後容易復胖？」、「為何復胖後通常會比原來更胖（所謂的越減越胖）？」、「為何幾次復胖後，體重就再也下不去了？」當我們追本溯源，基本上可以找到四個癥結點：

◎設定點重複回彈

身體不會輕易讓人改變體重，正是減肥復胖的最大原因。

身體把長期維持的體重視為「安全體重」，於此形成一個「設定點」，這個設定點「堅如水壩」，不容撼動，當你突然掉落「安全體重」，就會啟動危險警報，同時「關掉」肥胖訊號（瘦體素）的分泌，驅動旺盛的食慾而開始瘋狂進食，它正是導致減肥失敗的元凶，也是讓體重造成溜溜球效應的關鍵。

所以，越快瘦下來，就會越快打回原形。想要打破設定點的方式，就是「慢慢的」減重，讓身體適應新的設定點，自然就不會啟動警報，也不容易復胖。

◎代謝失調，一直未獲改善

肥胖，是源自於胰島素代謝失調造成的結果。

若是代謝失調一直沒有改善，將會容易造成復胖，加上設定點的威力、高熱量的飲食環境，距離苗條的終點線，還會有一條漫長的前路。

◎不減脂肪，只減肌肉、水分

許多人為了快速減掉體重，不惜拿自己的健康當作賭注。

那些激烈的減肥法（例如雞尾酒減肥法），都是採取「對抗」的原理，這些藥物或減肥產品通常都含有利尿劑、番瀉葉等，最後減掉脂肪的同時，也減掉大量的水分與肌肉，導致基礎代謝率越來越低，誤以為就是減重成功，殊不知更大的危機就在後頭，可說傷心、傷身，又傷荷包。

如果把體重形容成一包衛生紙，這些減肥方法就如同用手「壓」衛生紙一般，一開始效果很好，但是，一旦停止使用，體重就會立即彈回來，如同把手放開，整疊衛生紙會立即彈回來！

最可怕的是，減掉的除了少部分脂肪，絕大部分是肌肉和水分，復胖回來的清一色是脂肪，這會導致新陳代謝率越來越低，整個身體的體重調控也會完全紊亂，之後很難再減重！

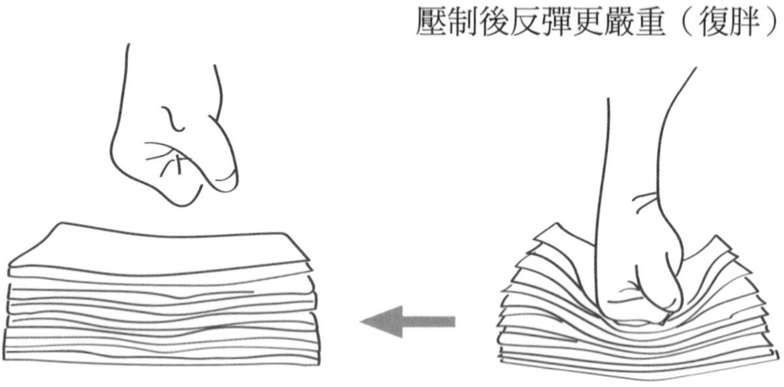

圖 2-3 藥物對抗理論：壓衛生紙

◎基礎代謝率下降

研究顯示，重複減肥、復胖可能讓人喪失高達百分之四十的基礎代謝率，而且復胖以後，再也無法恢復到原來的基礎代謝率。

如此一來，減肥時減掉的肌肉，復胖回來的竟然都變成脂肪，只會讓減肥之路越形艱難。

此外，關於基礎代謝率過低這件事，與女性朋友更是息息相關，不僅是導致中年女性肥胖的重要原因，也是造成減肥的最大障礙。

這也解釋為何女性一過中年，身體就不由自主地「發福」起來，由於體內生長激素大幅下降，身體的肌肉量大量減少，取而代之的都是脂肪，而肌肉組織是身體燃燒熱量最大的組織，一旦肌肉量大幅減少，基礎代謝率當然大幅降低。

減肥後想要避免復胖，追根究柢，還是得回到胰島素代謝的問題上。因為代謝牽涉到食慾、飲食熱量、基礎代謝率等層面。所以，唯有透過「矯正代謝」，才能真正消除高胰島素風暴，根本性解決復胖的問題。

減肥也有誤區，我們容易忽略哪些錯誤觀念？

一般民眾或坊間經常流傳錯誤的減肥觀念，既傷荷包又傷身，這裡不再詳述。減肥的最終目標就是成功，最高指導原則就是不復胖，因此人人都需要一套真正「終結肥胖」的「治本」減肥新策略。

以下減肥誤區，請讀者務必留意，建議還是要諮詢專業醫療人員，進一步找到最適合自己的減重方式。

NG 1：今天先好好享受，明天開始來減肥！

NG 2：只吃菜或肉的減肥法。

NG 3：不吃早餐減肥法。

NG 4：單一食物減肥法。

NG 5：吃辣椒減肥法。

NG 6：穿著瘦身衣、緊身衣減肥法。

NG 7：只靠埋線、針灸的減肥法。

NG 8：只要減六公斤就好。

NG 9：飲食完全戒除油脂。

NG 10：減肥一百招亂嘗試。

04

第三波減肥革命，正式終結肥胖

第三波減肥革命，透過「四大關鍵對策」減重原理、「六大優勢觀點」的應用革新，希望能夠帶動全民健康減重。

A問：「減重技術到底有沒有效？」

B問：「會不會復胖？」

C問：「這個方法會不會很難執行？」

面對各方提問，我一概都這樣回答：「雖然我可以幫你把代謝矯正回來，讓食慾降低、體重減少，但是，如果你還是沒有決心和毅力，依然選擇放任自己大吃大喝，那麼就連老天爺也無能為力，更遑論不復胖了！」

代謝矯正技術，阻糖與燃脂雙管齊下

當第一代減肥觀念（少吃，多運動）與第二代減肥觀念（體重管理）已經證明執行門檻過高，很難長期遵循，間接導致復胖率非常高（百分之九十五）。

這兩代的傳統減肥觀念，顯然已不符合當前減肥者的需求，整個減肥觀念必須進行大翻轉。

經過多年的研發與試驗，我特別提出應用「代謝矯正技術」的全新思維，完全針對肥胖的真正原因，同時改進傳統減肥方法的缺點，開發出一項全新減肥方法。

因此，無論在觀念或執行方面都存在極大差異化，我把這項嶄新的減肥技術稱作——「第三波減肥革命」，透過「四大關鍵對策」減重原理、「六大優勢觀點」應用革新，希望能夠帶動全民健康減重，一起邁向終結肥胖、搶救糖尿病的期待。

「代謝矯正技術」是採用天然草本原料，因應肥胖體質研發的生物科技產品，從源頭治本，綜合四大關鍵對策：

◎關鍵對策一：阻糖生物科技

由於肥胖與糖尿病皆源於「血中胰島素過高」，因此，「代謝矯正技術」配方特別納入「阻糖生物科技」，目的是降低血中胰島素，消除慢性飢餓效應、食癮效應、糖癮效應等，藉由代謝的改善，降低食慾和飲食熱量，同時降低脂肪合成，加速脂肪分解，這項技術還可以阻斷三分之二碳水化合物的熱量。

◎關鍵對策二：阻斷脂肪吸收技術

應用可以阻斷身體吸收脂肪熱量的全新技術，以降低身體吸收脂肪熱量，此技術合併阻糖生物科技，可有效阻斷百分之六十到七十的飲食總熱量，不用節食就可以完全達到節食的效果。

◎關鍵對策三：燃脂生物科技

為了讓肥胖者身上多餘的脂肪加速燃燒，特別應用燃脂生物科技來提升基礎代謝率，協助脂肪燃燒。

◎關鍵對策四：抑制新脂肪合成

為了避免新脂肪合成，特別應用最新開發的「抑制脂肪合成」新技術，合併阻糖生物科技，可以把原本脂肪「只進，不出」的情況，逆轉成「只出，不進」！

終結肥胖，邁向胰島素5.0

此外，「代謝矯正技術」兼具多項優點，主要加強本書所推廣的兩大減重觀念，期許能為終結肥胖、搶救糖尿病的行動，帶來實質的幫助：

◎優勢觀點一：降低血中胰島素

肥胖的真正原因就是胰島素過高引發肥胖體質效應，此技術可以有效降低血中胰島素，是真正的減肥「治本」之道！

◎優勢觀點二：疏通取代對抗

此研發技術以「疏通」的方法來取代「對抗」的治本方法。

如果把身體的脂肪形容成整疊的衛生紙，傳統減肥藥物（例如雞尾酒減肥療法、泰國減肥藥、諾╳婷等等）都很強烈，就如同用力「壓衛生紙」，手剛壓下去時，整疊衛生紙會立刻被壓扁，但是一旦把手放開，整疊衛生紙也會立刻恢復原狀。傳統減肥方法也是如此，一旦停止使用藥物，體重會立刻彈回來，甚至比原來更胖，「復胖」一直是傳統減肥方法無法克服的障礙。

相反地，此技術則採取非常溫和的「抽衛生紙」的觀念，可以很優雅地一張一張抽取，隨著時間拉長，整疊衛生紙會被抽光，也不會再彈回來了。

我當初在設計代謝矯正技術的配方時，就特別著重在解決「復胖」的問題，以非常溫和的疏通策略，不用任何強烈的藥物，因此「代謝矯正技術」完全採用百分百天然草本原料配製而成，運用「抽衛生紙」的觀念可以避免體重反彈。

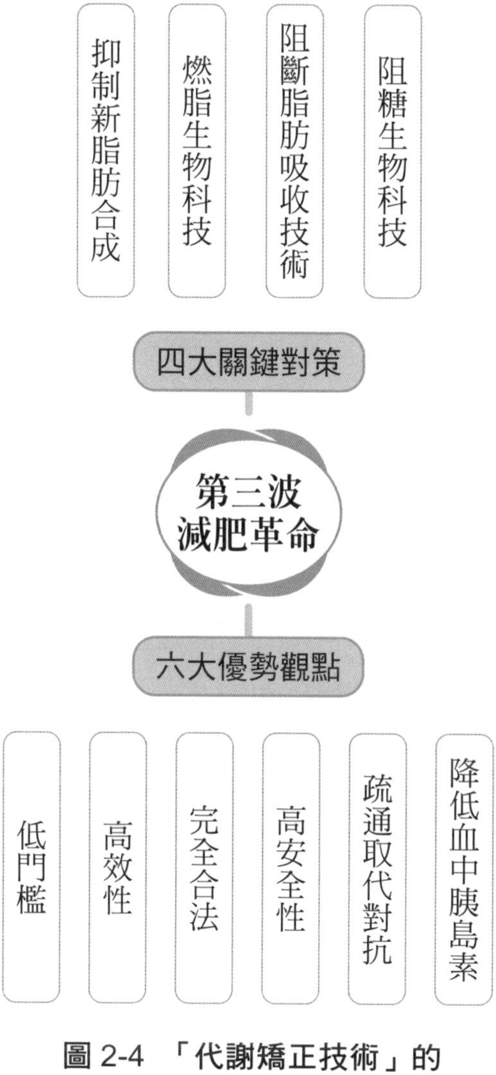
阻糖生物科技
阻斷脂肪吸收技術
燃脂生物科技
抑制新脂肪合成
四大關鍵對策
第三波
減肥革命
六大優勢觀點
降低血中胰島素
疏通取代對抗
高安全性
完全合法
高效性
低門檻

圖 2-4 「代謝矯正技術」的關鍵對策與優勢觀點

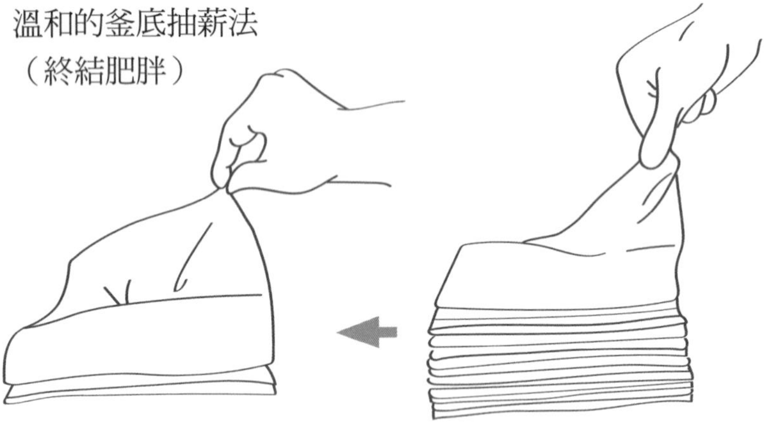

圖 2-5 代謝矯正疏通理論：抽衛生紙

◎優勢觀點三：高安全性

我一向堅持：任何減肥方法都必須把「安全性」擺在第一位考量，安全性甚至必須凌駕在有效性之上，先求安全，再求效果！

此技術完全採用天然草本製成，非常溫和，幾乎沒有任何會讓人不舒服的副作用，這跟傳統減肥法有著很大的差別。

◎優勢觀點四：完全合法

「代謝矯正技術」的配方已經國內SGS檢驗中心檢測完成，證實不含任何塑化劑（檢驗六項）、毒性重金屬（檢驗項）、西藥（檢驗項）、減肥藥（檢驗項）、農藥（檢驗項）等，大腸菌含量的檢測也在安全範圍內。

經SGS檢驗結果顯示，這項技術不僅安全性很高，而且所使用的天然草本成分完全符合衛福部法規，依「食品允許添加成分表」中的規定，更沒有添加任何減肥藥物，是一項完全合法的產品。

◎優勢觀點五：高效性

經由使用者的反應，「代謝矯正技術」已證實是一項高效性的技術，無論在燃燒脂肪、矯正代謝、降低胰島素、降低食慾、改善胰島素抗性、改善瘦體素抗性

（Leptin resistance）、防止復胖等等，都表現出非常優異的效果。

◎優勢觀點六：低門檻

「代謝矯正技術」強調不限制飲食、不強制運動。我通常只會要求做到一句八字訣：「吃飽就好，不吃宵夜！」有些使用者還會問我：「院長！減肥還可以吃飽啊？」我都千篇一律回答：「吃啊！吃飽就好，但不要吃撐了！」其實，當血中胰島素降下來，食慾就會自然下降了。

我雖然強調不強制運動，但還是鼓勵運動。總之，這是一項低門檻的減肥方法，想減肥者幾乎不需做出任何改變，當然就容易長期執行。一項減肥方法可以長期執行，也是預防復胖、減重成功的重要關鍵。

由於第三波減肥革命的「代謝矯正技術」擁有治本、容易執行等諸多優點，減重者能夠長期執行，一旦減重者把血中胰島素降至5.0左右，就可以對抗飲食的誘惑，也會開始喜歡運動，自然就不容易復胖了！

所以，此研發技術可謂是一項真正可以「終結肥胖」的第三波減肥革命，在此推薦給各位讀者。

總的來說，最好的肥胖預防之道就是：「胰島素5.0！」（請參考本書PART

4〈胰島素5.0健康管理計畫：最好的預防醫學〉）這並非只是一個口號而已，而是要從日常中落實，每天維持血糖的穩定性，並且將胰島素控制在5.0上下，就可以真正地終結肥胖！

05

健康減重案例實證，輕鬆找回苗條身材！

藉由代謝矯正調降血中胰島素，成功甩掉身上多餘脂肪，也把胰島素維持在「5.0」，減重後不復胖，真正做到「終結肥胖」！

「蕭院長，真的非常感謝您，讓我找回苗條身材！」

「讓我們一起邁向健康吧！」每每見到案例的親身回饋，總是讓我滿懷感動。

以下彙整三位成功「終結肥胖」的案例實證與討論，透過她們現身說法的減重經驗，希望大家共同找回自信與健康。

終結「職場肥胖」╳莊小姐的減重經驗

——打破加班、熬夜而瘦不了的魔咒

在我二十八歲時，因為工作時常加班、熬夜而常常胃痛，當時只是吃胃藥抑制，隔沒幾年，就造成嚴重內分泌失調。

「這種症狀一定要長期吃藥控制！」三十三歲那年，當梅尼爾氏症發病之後，我的藥就再也沒斷過了，吞藥就像在吃飯一樣，當時主治醫師只是開藥來控制病情。在短短的半年之內，我的體重從四十八公斤一路飆升到五十六公斤。當時只覺得為什麼吃這麼少還會胖，也嘗試很多減重方法，卻一直沒有見效。

一直到二〇二〇年聽了蕭院長的演講，瞭解到肥胖是藥物導致身體代謝異常、胰島素失調造成的結果，重新燃起減重的信心。

經由蕭院長「代謝矯正技術」阻糖與燃脂雙管齊下，在耐心執行一個月以後，體重便從六十九公斤降到六十四公斤。

「妳確定妳是在減肥嗎？」朋友看我的飲食內容感到非常訝異，因為我除了多喝水，還維持正常飲食，以身體力行蕭院長強調的正確觀念：「減重期間，飲食一定要均衡。」

此後一年內，成功減掉十六公斤，身體代謝也變好了，這就是蕭院長正確減肥的「治本」方法，不只讓我恢復苗條身材，也讓身體變得更健康。

◎減重案例討論

許多女性進入職場以後，由於工作壓力太大，往往會透過享受食物來舒壓，另外，進入職場後的運動時間減少，加上年齡漸長，身上的「高胰島素風暴」影響越來越大，許多人逐漸告別少男少女時期的苗條身材，轉向肥胖。

肥胖以後，「高胰島素風暴」更加擴大，從此進入惡性循環，平常越會吃、越愛吃、越不想動，就會變得越來越胖！

莊小姐藉由代謝矯正把血中胰島素調降下來，也成功甩掉身上多餘脂肪，現在她也把胰島素維持在「5.0」上下，身材不只變苗條，更重要的是，所有的檢驗數值都是「藍字」，顯示目前非常健康。

因為她就是「5.0」，所以減重後也沒有復胖，真正做到「終結肥胖」！

◎檢驗報告數值

檢驗項目	檢驗值	單位	參考區間
一般生化項目			
AST/SGOT 肝酵素	13	U/L	10-42
ALT/SGPT 肝酵素	6 *	U/L	10-40
y-GT 肝膽酵素	11	U/L	F:<38
Protein,total 總蛋白	6.9	g/dL	6.0-8.3
Albumin 白蛋白	4.3	g/dL	3.5-5.3 BCG
Globulin 球蛋白	2.6	g/dL	2.0-3.5
A/G ratio	1.7		1.2-2.0
BUN 尿素氮	7.4 *	mg/dL	9.0-23.0
Creatinine 肌酸肝	0.67	mg/dL	Female:0.50-1.10
eGFR 估計腎絲球過濾率	101.26	$ml/min/1.73m^2$	>60.00
Uric acid 尿酸	4.4	mg/dL	Female:3.0-6.6

Glucose AC 飯前血糖（NaF）	98	mg/dL	70-99
Hb A1c 醣化血色素	5.5	% of Hb	4.0-6.0
Triglyceride 三酸甘油酯	98	mg/dL	<150
Cholesterol 膽固醇	177	mg/dL	<200
HDL-Cho 高密度膽固醇	47	mg/dL	>40
LDL-Cho 低密度膽固醇	118	mg/dL	<130
LDL-C/HDL-C	2.5	Ratio	<3.6
T-CHO/HDL 動脈硬化危機率	3.8	Ratio	<5.0
Insulin 胰島素（Bayer）	4.2	mU/L	3.0-25.0

終結「年輕肥胖」╳張小姐的減重經驗

——標本兼治策略，得以成功減重不復胖！

從小被人稱作「胖妹」的我，就是維持肉肉的身材，也對自己極度沒有自信，雖然有想過減肥，但一直不成功。

直到二〇二〇年，因機緣認識蕭院長並接受「代謝矯正技術」的協助，加上調整飲食，才短短一個月內，就瘦了五．四公斤。而且我不只瘦了，還恢復了年輕神采，整個精神都變得更好了。

「妳到底是怎麼辦到的？」連自己的媽媽都不敢相信，從小看到大的女兒竟然也可以變得這麼瘦，除了驚嚇之外，更多的是替我感到開心。

目前我的胰島素維持在四．八，代謝回到正常狀態，真正終結肥胖，也遠離糖尿病的危險性。

◎減重案例討論

張小姐屬於年輕肥胖，原因在於血中胰島素過高引發「食癮效應」，「食癮效應」導致經常性攝取過多熱量，過高的胰島素又會把這些多餘熱量快速地轉成脂肪儲存，導致從小就開始肥胖，而且瘦不下來。

採取「標本兼治」的策略，我把她的血中胰島素調降下來，讓代謝恢復正常，並提升基礎代謝率，協助她把身上多餘的脂肪燃燒掉，而得以成功減重。

現在，她把胰島素維持在「5.0」上下，由於消除了「食癮效應」，所以也沒有復胖，真正做到「終結肥胖」！

◎抽血檢驗報告數值

檢驗項目	檢驗值	單位	參考區間
一般生化項目			
AST/SGOT 肝酵素	18	U/L	10-42
ALT/SGPT 肝酵素	24	U/L	10-40
y-GT 肝膽酵素	14	U/L	F:<38
Protein,total 總蛋白	6.2	g/dL	6.0-8.3
Albumin 白蛋白	3.9	g/dL	3.5-5.3 BCG
Globulin 球蛋白	2.3	g/dL	2.0-3.5
A/G ratio	1.7		1.2-2.0

BUN 尿素氮	7.6 *	mg/dL	9.0-23.0
Creatinine 肌酸肝	0.73	mg/dL	Female:0.50-1.10
eGFR 估計腎絲球過濾率	93.93	ml/min/1.73m^2	>60.00
Uric acid 尿酸	4.6	mg/dL	Female:3.0-6.6
Glucose AC 飯前血糖（NaF）	85	mg/dL	70-99
Hb A1c 醣化血色素	5.6	% of Hb	4.0-6.0
Triglyceride 三酸甘油酯	88	mg/dL	<150
Cholesterol 膽固醇	182	mg/dL	<200
HDL-Cho 高密度膽固醇	77	mg/dL	>40
LDL-Cho 低密度膽固醇	87	mg/dL	<130
LDL-C/HDL-C	1.1	Ratio	<3.6
T-CHO/HDL 動脈硬化危機率	2.4	Ratio	<5.0
Insulin 胰島素（Bayer）	4.8	mU/L	3.0-25.0

終結「中年肥胖」╳洪小姐的減重經驗
——逆轉代謝症候群，我就是「5.0」的健康代言人

「這輩子可能永遠不會瘦下來了！」從十八歲一路胖到大，在試過好多激烈的方法仍然無效（復胖）以後，我已經打算放棄了。

有人說「連呼吸都會變胖」，我可能就是這種體質，因為不愛喝水，又很難抗拒美食的誘惑，所以就像吹氣球一般，身材也變得越來越腫。

在一次特殊的機緣之下，我遇見了蕭院長，簡直就像是「茫茫胖海」中的救星，抓住了持續向下沉淪的我。我開始接受蕭院長「代謝矯正技術」的幫助，慢慢地調降胰島素，體態也慢慢有了曲線，透過大量喝水、避免過食，短短五個月就瘦下十公斤，找回了從未有過的體重、健康和自信。

另外，一直困擾我的失眠問題，也在矯正調整之後有了改善，我也將此方法分享給我的孩子，想要讓家人一起變健康，他們也獲益良多。如今的我已屆中年卻依然保有彈潤的肌膚、苗條的體態，真是過去從來沒有想過的事情。

◎減重案例討論

依照國健署二〇二〇年公布資料，台灣四十五歲以上的人口就有一半過量和肥

胖。中年肥胖不同於年輕肥胖，腹部肥胖是主要特徵，男性變成「鮪魚肚」，女性變成「水桶腰」，進入中年時期的肥胖族，除了腹部肥胖（內臟脂肪）以外，通常會合併三高問題：高血糖、高血壓、高血脂，而且健康檢查的結果都是「滿江紅」，這些中年肥胖人口因此被冠上一個特別稱呼——代謝症候群。

這個族群的人口已經被「高胰島素風暴」傷害了幾十年，一路直至中年，這個風暴已經非常巨大，對身體的實質傷害逐漸呈現，「代謝症候群」人口根本就是住在糖尿病的隔壁，也是腦心血管疾病的高危險群！

洪小姐如同許許多多的肥胖女性一般，從年輕時就窮盡所有方法想要減重，但通常都是以失敗作終。藉由代謝矯正，她把血中過高的胰島素調降下來，讓身材恢復了苗條。更棒的是，由於代謝恢復正常，糖分終於可以有效地進入細胞內利用（以前許多糖分不是被細胞利用，而是被轉成脂肪儲存，所以才會肥胖），細胞有了足夠的能量，使得功能大幅提升。所以，她的臉色變得紅潤，膚質也變好了，不僅恢復苗條體態，還達到「逆齡」效果！

更重要的是，她已經完全脫離「代謝症候群」，現在的檢驗報告全部都是「藍字」，每項檢驗數據都非常理想，胰島素也維持「5.0」，對於一位中年女性來說，這是非常不容易的事，代表她不僅恢復苗條，也遠離糖尿病、腦心血管疾病，甚至癌症的威脅，現在的她非常健康！

洪小姐是很成功的「代謝症候群防治」代言人，她也非常驕傲地說：「我就是5.0！」因為她把血中胰島素控制在「5.0」，身上不再有「高胰島素風暴」，也不再擔心會復胖，真正做到「終結肥胖」，而且是「終結中年肥胖」！

◎抽血檢驗報告數值

檢驗項目	檢驗值	單位	參考區間
一般生化項目			
AST/SGOT 肝酵素	31	U/L	10-42
ALT/SGPT 肝酵素	31	U/L	10-40
y-GT 肝膽酵素	28	U/L	F:<38
Protein,total 總蛋白	7.2	g/dL	6.0-8.3
Albumin 白蛋白	4.5	g/dL	3.5-5.3 BCG
Globulin 球蛋白	2.7	g/dL	2.0-3.5
A/G ratio	1.7		1.2-2.0

BUN 尿素氮	9.6	mg/dL	9.0-23.0
Creatinine 肌酸肝	0.74	mg/dL	Female:0.50-1.10
eGFR 估計腎絲球過濾率	89.75	ml/min/1.73m^2	>60.00
Uric acid 尿酸	5.4	mg/dL	Female:3.0-6.6
Glucose AC 飯前血糖（NaF）	83	mg/dL	70-99
Hb A1c 醣化血色素	5.0	% of Hb	4.0-6.0
Triglyceride 三酸甘油酯	66	mg/dL	<150
Cholesterol 膽固醇	190	mg/dL	<200
HDL-Cho 高密度膽固醇	66	mg/dL	>40
LDL-Cho 低密度膽固醇	106	mg/dL	<130
LDL-C/HDL-C	1.6	Ratio	<3.6
T-CHO/HDL 動脈硬化危機率	2.9	Ratio	<5.0
Insulin 胰島素（Bayer）	5.1	mU/L	3.0-25.0

以上三位減重成功案例，她們之所以能夠「終結肥胖」，不再復胖的關鍵就是：成功地把血中胰島素調降下來，成為「胰島素5.0」一族。

由此可知，降低血中胰島素，除了有助於成功減重之外，更棒的是，健康檢查檢驗報告有機會呈現一片「藍字」，顯示全部功能都維持正常狀態，這就是我常說的——成為「胰島素5.0」一族，就會「永遠苗條，真正健康」！

Part 3

高胰島素風暴：肥胖與慢性病完全解密

「糖尿病、慢性病絕對不會找上我！」
就是這種僥倖心態，
才讓高胰島素風暴潛伏在體內。

01

四大核心因子，造成高胰島素風暴

高胰島素風暴的四個核心因子分別是——食癮、肥胖、胰島素抗性、瘦體素抗性，它們的共同特性就是：每一個都會讓血中胰島素更高！

相信大家都知道，吃太多會肥胖，肥胖以後更會吃；肥胖的人容易得糖尿病，也容易高血壓；糖尿病患者通常肥胖，也容易心肌梗塞。

這其中錯綜複雜，到底是怎麼回事？絕大多數民眾都只知其然，而不知其所以然，現在就讓「高胰島素風暴」告訴你答案！

胰島素過高，讓人很會吃，還變胖

在我投入研究胰島素期間，彷彿在玩恐怖遊戲，高潮情節不斷，驚呼連連！體內的胰島素就像是遊戲中的主角，在體內會碰到一層層的關卡，只要一個不小心就可能觸發陷阱導致 Game Over。

本章節要介紹的「高胰島素風暴」則是由四個核心因子形成——食癮、肥胖、胰島素抗性和瘦體素抗性，四個核心因子的共同特性就是「每一個都會讓血中胰島素更高」，形成巨大的惡性循環，導致高胰島素風暴的效應越來越大，傷害也會越來越大。

更可怕的是，當造成全球人類極度恐慌的 COVID-19 疫情，終於有機會被疫苗穩定控制的時候，「高胰島素風暴」所引發的災難，仍然不斷持續擴大，完全看不到盡頭！

血中胰島素過高，就像裹著糖衣的毒藥

大家可能不知道，或許知道了也不相信，造成肥胖、糖尿病、腦心血管疾病的元凶，居然是每天三餐都會吃的米飯、麵食、麵包、饅頭、包子等食物！

另外，還有手搖飲、可樂、餅乾、糕餅、蛋糕、各類糖果等，也都屬於「高升糖指數飲食」，這類食物對於人體一如在「喝糖水」一般，由於都不含纖維，一旦吃進肚子裡，腸道就會快速吸收這些糖分，導致飯後血糖快速飆升，身體為了趕快把這些糖分帶入細胞內利用，於是胰臟就被迫分泌大量胰島素（因為要把糖分帶入細胞利用必須依靠胰島素）。

如果每個人從小每天三餐都吃這些食物，久而久之，血液中的胰島素就會越來越高，進而造成「高胰島素血症」。

試問：「誰沒有長期在吃這類高升糖指數飲食？」可以說幾乎每個人都在吃，沒有例外，所以現代人的血中胰島素都太高！血中胰島素過高會造成一連串的代謝失調現象，現今每個人身上都被一個「高胰島素風暴」籠罩其中，這個風暴會隨著年齡、飲食習慣、肥胖等越變越大，最後形成慢性病，把我們擊倒。

「高胰島素風暴」的傷害，絕對不是危言聳聽！它的啟動因子就是「血中胰島素過高」，血中胰島素過高，就如同裹著糖衣的毒藥，首先讓人產生「食癮」效應，每個人每天拚命享受美食，越甜的、越油的、越大塊的肉、熱量越高的，就覺得越好吃，而且一餐可以吃下二、三千卡食物（例如吃到飽餐廳），除了可能導致肥胖，讓人身材走樣之外，其他根本無感，還吃得快樂得不得了。

然而，恰恰是「無感」才最為可怕，讓人們對於體內代謝失調、罹患慢性病的防備心完全卸防。

「糖尿病、慢性病絕對不會找上我！」成為許多人的僥倖心態，每天依舊拚命吃、拚命喝，其實「高胰島素風暴」就像個隱形殺手潛伏在我們身上，逐漸壯大，伺機而動。

隨著飲食環境的轉變，「高胰島素風暴」的形成時間越來縮短、影響年齡層越來越低，以前可能四、五十歲以後才會出現慢性病，現在二十來歲的年輕人就會罹患糖尿病，甚至腦中風！

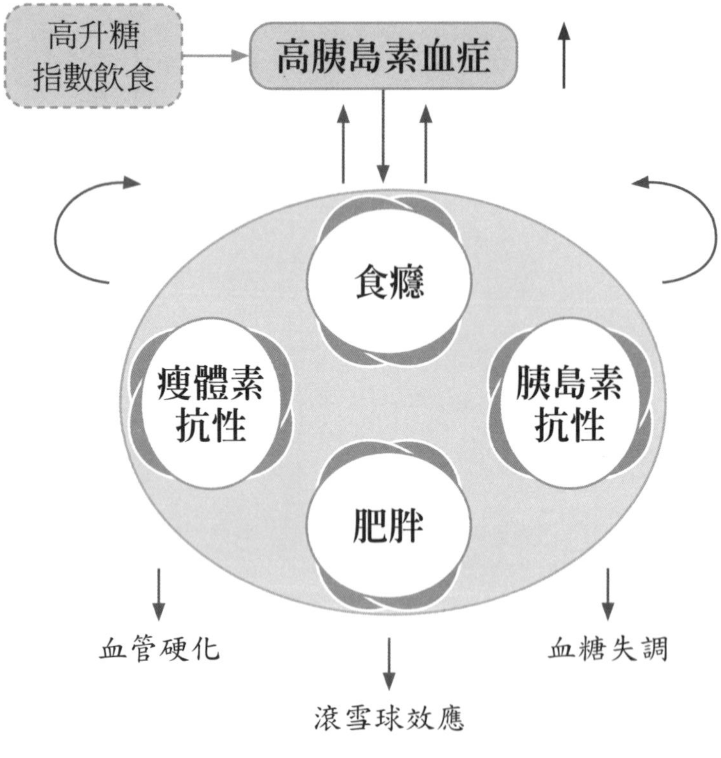

圖 3-1 高胰島素風暴圖解

現在就帶大家深入「高胰島素風暴」的四大核心，一起瞭解「高胰島素風暴」到底是怎麼回事。

◎核心一：食癮現象

現代人血中胰島素普遍過高，都有不同程度的食癮現象。

由於食癮人口喜好三高飲食（高糖、高脂肪、高熱量），根據許多研究調查顯示，這些食物會令人上癮，而且效果幾乎等同於毒癮！

食癮效應是血中胰島素過高最早表現的代謝失調現象，而且是從孩童時期就開始了。

現在孩童幾乎都無法抗拒美式速食的誘惑，血中胰島素過高引發「食癮」效應，導致食慾大增、食量很大、偏好三高飲食，而且口味變重。

食癮問卷自我檢測表

透過以下問題，測試自己是否已經罹患「食癮」，以及血中胰島素是否已經有過高現象！

	項目	3分	2分	1分
01	每餐的米飯量	□三碗	□一碗半或二碗	□一碗或以下
02	喜愛油炸食物	□很喜歡	□普通	□不喜歡
03	喜歡牛排、豬排、蹄膀等大塊肉類	□很喜歡	□普通	□不喜歡
04	喜歡含糖手搖飲	□每天二杯以上	□每天一杯	□很少喝
05	喜歡蛋糕、糖果、餅乾等甜食	□很喜歡	□普通	□偶爾為之
06	會主動到超商買零嘴、含糖飲料	□經常	□偶爾為之	□很少

07	有喝下午茶、吃宵夜的習慣	□經常	□偶爾為之	□很少
08	喜歡去吃到飽餐廳大吃大喝	□經常	□偶爾為之	□很少
09	喜歡上美式速食餐廳用餐	□經常	□偶爾為之	□很少
10	每天都想著去哪裡吃美食	□經常	□偶爾為之	□很少
11	喜歡重口味飲食，如麻辣火鍋等	□很喜歡	□普通	□不喜歡
12	對清淡飲食興趣缺缺，如生菜沙拉等	□不喜歡	□普通	□很喜歡

得分加總：＿＿＿＿分

◎測試結果說明：

⊙測試總得分≦18分者：

代表尚沒有明顯食癮現象，血中胰島素應該不高，比較不容易肥胖或罹患糖尿病，請繼續維持良好飲食與作息。

⊙測試總得分＞18分者：

代表已經有明顯食癮現象，血中胰島素已經升高，比較容易肥胖，或者已經肥胖，要注意罹患糖尿病的危險性。

⊙測試總得分≧30分者：

代表已經有嚴重食癮現象，血中胰島素已經很高，應該已經肥胖，罹患糖尿病的危險性很高。

◎核心二：肥胖

肥胖對世界的威脅，可以說不亞於氣候暖化，它就像傳染性疾病一樣，正在吞噬整個世界。——糖尿病專家保羅．茲梅特（Paul Zimmet）

處在三高飲食的環境下，食癮者自然很容易過度飲食、攝取過高熱量，而引起肥胖危機，肥胖則是高胰島素血症引發的第二個代謝失調現象。

當身體攝入過高熱量，血中胰島素就會立即把過多熱量合成為脂肪存在身體裡，而且會阻止脂肪燃燒利用，形成肥胖。食癮效應與肥胖形成共伴效應，互相拉扯、互相壯大，讓人陷入更大的惡性循環，而且一旦肥胖以後，就很難回頭。

你以為肥胖只是讓身材不好看嗎？那就大錯特錯了！肥胖是一切健康問題的開端，肥胖引發的問題，就像是春草一樣燒不盡，其中由於肥胖導致的胰島素抗性成為了糖尿病患者的主要誘因。根據國健署資料顯示，在所有肥胖人群中，糖尿病的患病率是一般人的五倍之多。

肥胖者體內的脂肪細胞不僅會儲存大量脂肪，同時也會釋放出大量的發炎因子，包括TNF-α、瘦體素、抗瘦素等，讓身體長期處於慢性發炎反應，進而開啟血管粥狀動脈硬化、血管內皮增生等病變。

脂聯素（Adiponectin）可以調節脂肪、代謝糖分和抑制血管老化，但肥胖會讓脂聯素分泌量降低，導致保護心血管的機制失效。同時，肥胖也會加速胰島素抗性的發展，兩者之間的關係錯綜複雜，而肥胖以後就會引發許多肥胖併發症。

一般來說，肥胖會導致糖尿病更嚴重，糖尿病又會讓高胰島素血症更嚴重，然後回頭增加體內脂肪的堆積，讓肥胖更嚴重，也會增加腦心血管疾病的危險性，而造成惡性連鎖反應的罪魁禍首就是——血中胰島素過高。這也說明，為何肥胖的人容易得糖尿病，又為何肥胖的人容易罹患高血壓、中風、心肌梗塞！

◎核心三：胰島素抗性

胰島素是一種荷爾蒙，負責調整血糖。

當我們吃下碳水化合物之後會產生血糖，就必須利用胰島素（如同鑰匙）與細胞膜上的胰島素受體（如同鑰匙孔）結合，胰島素受體就會通知細胞把血中的糖分帶入細胞內利用。

當鑰匙孔（胰島素受體）生鏽，導致鑰匙（胰島素）無法插入轉動，打開通道讓血糖進入細胞，就會刺激我們的身體分泌更多的胰島素，讓一大串鑰匙（胰島素）不斷去開有限的鑰匙孔（胰島素受體），導致細胞膜上的胰島素受體嚴重受損，最後形成「空有鑰匙，鑰匙孔卻不足」的情況，導致胰島素無法順利把血糖帶入細胞內利用，醫學上稱之為「胰島素抗性」。

「胰島素抗性」會讓胰島素失去作用，無法把血中糖分順利帶入細胞內利用，大量糖分都滯留在血中，導致血糖越來越高，最後形成「糖尿病」。

大約百分之九十五的糖尿病都屬於「第二型糖尿病」，醫學上公認第二型糖尿病的原因就是「胰島素抗性」，但最新研究已經指出，糖尿病真正病因其實是「血中胰島素過高」。也就是說，先有「血中胰島素過高」才會導致「胰島素抗性」，最頂端的元凶就是高升糖指數飲食。

第二型糖尿病可以說都是「吃出來的」，而因為遺傳或自體免疫導致無法分泌足夠胰島素的第一型糖尿病，只佔百分之五不到。

一旦血中糖分過高，胰臟會分泌更多的胰島素來因應，導致血中胰島素越來越高，肥胖者的血中胰島素很高，更容易引發「胰島素抗性」。所以，這就是為什麼肥胖的人較容易罹患糖尿病的原因，所以第二型糖尿病又被稱為「肥胖併發症」，其實真正關鍵是血中胰島素過高，肥胖只是加速第二型糖尿病的形成與惡化。

◎核心四：瘦體素抗性

瘦體素是由人體白色脂肪組織（White Adipose Tissue, WAT）所分泌，是一種「飽腹感荷爾蒙」，協助身體傳遞肥胖訊號給大腦：「警告！警告！脂肪量超標！」

當大腦收到瘦體素的訊號，就會開始啟動預防機制：「降低食慾，提升基礎代謝率」，把多出來的脂肪燃燒掉，讓我們回復到原來的體重。相對地，如果你太瘦了（例如節食），脂肪細胞一縮小就會把肥胖訊號關掉，大腦收不到肥胖訊號就會發出命令：「增加食慾，降低基礎代謝率！」把減下來的體重很快地加回來。

基本上，身體藉由調控瘦體素來維持一定的體重，才不會像吹氣球一樣，反覆變大、變小，然而這套調控系統只適合輕度肥胖的人，對過度肥胖者來說，這套系統便會完全失效。

瘦體素含量跟身體脂肪比例成正比，一般來說，肥胖者的瘦體素比例，通常會比正常體重的人高出幾倍，然而他們體內的脂肪細胞就算拚命分泌大量瘦體素，大腦卻收不到瘦體素發出的訊號，這就是「瘦體素抗性」。

當瘦體素「停止進食」的消息無法傳遞到大腦，此時大腦就會認為身體還處於「太瘦了」的狀態，就會讓胰臟增加胰島素的分泌，大幅提升食慾，讓人忍不住一直吃東西，同時降低基礎代謝率，脂肪無法完全燃燒，讓已經很嚴重的肥胖問題更加嚴重，血中胰島素也會更高。這也說明為何肥胖者更會吃的原因，你一定對這個畫面還有印象：超級肥胖的女性，已經胖到要兩張椅子才塞得下身體，前面擺著一大塊丁骨牛排，還放著堆積如山的薯條，她的大腦完全接收不到瘦體素的訊號，而認為「她太瘦了」，要趕快多吃！

雖然過度肥胖者的血中「瘦體素」很高，但血中胰島素更高，這是為什麼過度肥胖者難以減肥的原因。

過高的瘦體素會打破腦心血管的「保護平衡」，導致腦心血管嚴重硬化、堵塞，這是肥胖者容易罹患高血壓、腦中風或心肌梗塞的原因。

腦心血管疾病是「血中胰島素過高」較晚表現的代謝失調現象，通常在中年之後爆發，所以大家都認為腦心血管疾病是肥胖併發症或糖尿病後遺症，其實真正的病因也是「血中胰島素過高」，而肥胖與糖尿病就是加速惡化的因子。

食癮、肥胖、胰島素抗性和瘦體素抗性這四個核心因子，彼此之間會相互拉鋸、互相牽引，引發可怕的共伴效應，讓血中的胰島素越來越高。

隨著年齡的增長，「高胰島素風暴」不斷壯大，對身體的傷害越來越大，最後演變成令人害怕的「超級風暴」，有些人可能就會因腦中風或心肌梗塞就走了！

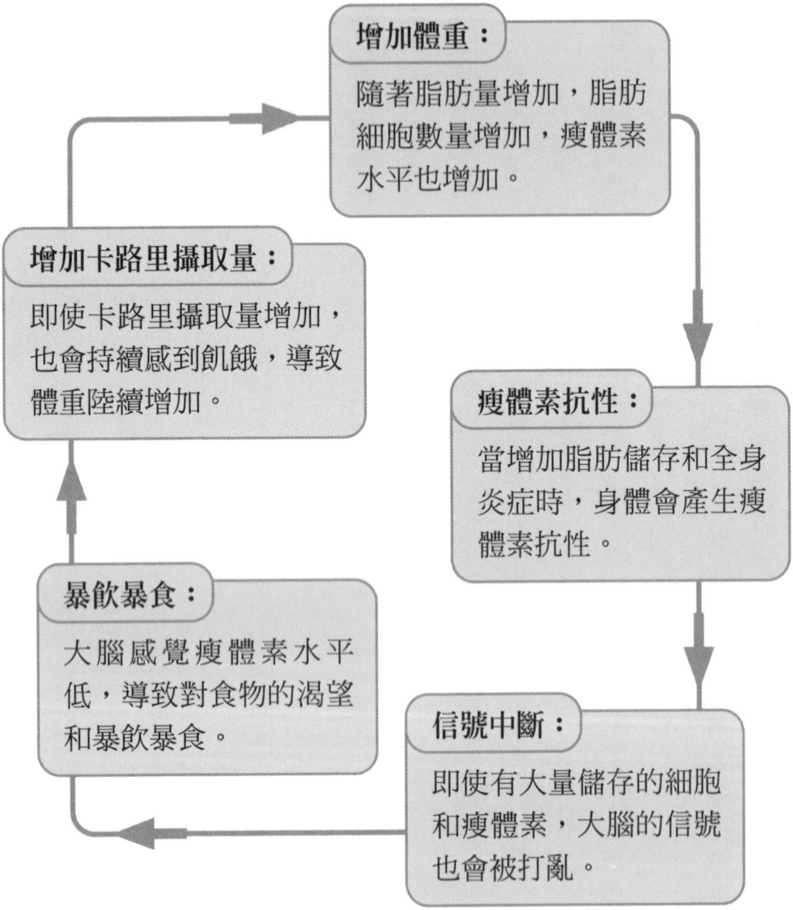

圖 3-2 瘦體素抗性機制示意圖

02 高胰島素風暴的三大階段，從孩童影響到老年

高胰島素風暴的影響，大致可分為三大階段：年輕肥胖階段、代謝症候群階段、慢性病階段。

現代社會高速發展，人們的生活和工作節奏加快，代謝失調相關疾病發生率逐步上升，高胰島素風暴也漸漸壯大。高胰島素風暴對健康的影響，可以區分為三大階段——「年輕肥胖階段」、「中年肥胖階段」（代謝症候群），與「慢性病階段」。

年輕肥胖階段，從兒童時期就開始

「肚子餓，是因為還在成長！」當我們年紀尚輕，胰島素風暴會讓食慾變得很

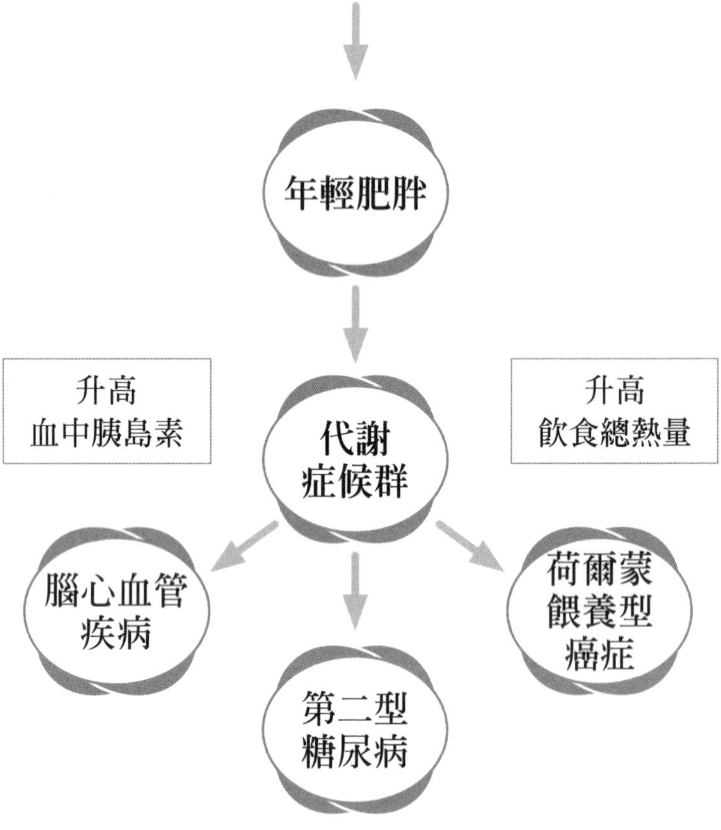

圖 3-3 糖尿病致病機轉

好，此時就會用發育好、代謝佳來安慰自己，不斷攝入高熱量、高糖和高脂肪食品。

在逛夜市、超市等，只要一聞到食物的香味就莫名被吸引，當意識回籠之後，這些食物早已下肚，但我們還仗於年輕的身體，並沒有放在心上，直到開始肥胖之後，卻已經來不及了。

沒有節制的後果，就是脂肪囤積在體內，導致肥胖，讓「高胰島素風暴」更加肆虐，進入一種「滾雪球」效應的惡性循環，無法自拔。此時不僅變得更會吃、更懶得動，連買個晚餐都要點 foodpanda、Uber Eats，吃進來的熱量則完全變成脂肪。在惡性循環之下，肥胖的人只會更肥胖，過度肥胖後，瘦體素調控系統就會完全失靈，肥胖似乎已成定局，沒有翻轉的餘地！

我曾看過一部真人秀紀錄片《沉重人生》（*My 600-lb Life*），探討上百公斤的主人公一年的生活，並且紀錄了他們的減重過程。

在這部紀錄片當中，看見這些主角胖得連床都起不來，還要拆掉大門，勞動起重機幫忙，才能送上救護車到達醫院，這就是「高胰島素風暴」可怕的共伴效應！

根據世界衛生組織二〇二一年發布的《肥胖與過重》（*Obesity and overweight*）報告指出，二〇一六年全球人口過重或肥胖的比率為百分之五十二，而這些體重過重者，很快地就會擠入肥胖的行列。不只成年人有肥胖問題，世界肥胖聯盟預估二〇三〇年肥胖兒童的人口將達到二．五億名。

更可怕的是，這種影響從孩童時期就開始現蹤。根據美國專家曾經解剖因為意外事故死亡的孩童，發現孩童的血管已經出現脂肪紋，證實胰島素的影響早從孩童時期就開始啟動，「高胰島素風暴」傷害人體的時間點，可能遠遠超乎醫學專家的想像！

「反正大家都一樣，所以每個人都很『正常』。」這是許多人安慰自己的想法。另外，隨著飲食環境越來越優渥，飲食熱量無理性地飆升，肥胖體質階段已經大幅縮短，很多年輕人不到三十歲就開始出現大肚腩，提早進入「中年肥胖階段」，甚至直接跳躍到「慢性病階段」！

中年肥胖階段，代謝症候群奪人性命！

我的朋友老王是一名銀行經理，在今年體檢發現空腹血糖、三酸甘油酯都是紅字，才四十歲的他已經中年發福，一身油膩膩的啤酒肚。檢驗後因空腹血糖偏高及血脂肪代謝異常，被建議進一步至醫院診治。

老王起初不以為意，在跟我談天過程中，經我剖析中年肥胖的嚴重性，他趕緊到醫院檢查，最終果然檢查出已是標準的「代謝症候群」人口，呈現腹部肥胖外加三高。

「高胰島素風暴」是連續性的影響，隨著時間拉長，對身體的傷害只會越來越嚴重。一旦邁入中年，不僅腹部會堆滿脂肪，變成啤酒肚，許多代謝失調的現象也會一併出現，出現三高症狀（高血糖、高血壓、高血脂）。當腹部超音波一掃，大概一半以上的人都有脂肪肝、腹部肥胖加三高，正是所謂的「代謝症候群」。

就像颱風來了之前，天空會出現的粉色天空一樣，「代謝症候群」可以說是預警鈴，正是「超級風暴」即將爆發的前夕。到了這個階段，隨時都可能引爆糖尿病、心肌梗塞或腦中風。

因此，「代謝症候群」也是「健康的最後防線」，一旦越過這道防線，糖尿病、腦心血管疾病，甚至癌症，必然找上門！代謝症候群不會突然出現，如果你符合衛生福利部公布的「代謝症候群」診斷標準，成為代謝症候群人口，表示「肥胖風暴」已經傷害身體超過三、四十年以上的時間了。

「代謝症候群」並不是疾病，卻是慢性病發病的前兆，這群人罹患糖尿病的危險性是一般人的七倍，罹患腦心血管疾病是一般人的三倍，更大大增加得到腦心血管疾病、糖尿病、乳癌、前列腺癌和大腸癌的機率。

「代謝症候群」有診斷標準嗎？

根據衛生福利部國健署的定義，只要符合下列五項指標中的三項或以上，就是「代謝症候群」。

如果你不知道自己是否有「代謝症候群」，趕緊到醫院接受相關檢查；如果確認自己已經是「代謝症候群」，建議最好開始執行胰島素5.0健康管理計畫。

1、腰圍	男性≧90公分、女性≧80公分
2、三酸甘油酯	≧150毫克／100毫升（mg/dL）
3、高密度脂蛋白膽固醇（HDL-C）	男性＜40毫克／100毫升（mg/dL） 女性＜50毫克／100毫升（mg/dL）
4、血壓	≧130／85毫米汞柱（mmHg）
5、空腹血糖	≧100毫克／100毫升（mg/dL）
※符合表內三項或三項以上，就符合代謝症候群診斷標準	

※資料來源：衛生福利部慢性疾病防治組（2023.9.25查閱）

慢性病階段，千萬不要心存僥倖

一旦到了「代謝症候群」階段，代表身上的「高胰島素風暴」已經形成「超級風暴」，慢性病隨時會找上來！

如果你屬於「代謝症候群」，根本等於已經是糖尿病的鄰居，腦中風、心肌梗塞，甚致癌症都可能找上門，一下子就會把你擊倒！

我自己就有一個非常痛心的經歷，有一位非常好的朋友——連瑞猛先生，他是前任藥劑師公會全國聯合會的理事長，也是全國醫療品質學會的理事長，某天突然接到噩耗，他因心肌梗塞而驟然離世，我實在無法接受這個消息。因為他除了稍有福態以外，身體還非常健壯，也非常注意身體保養，平常飲食也很輕淡，並熱心於公益。怎麼會因為上了中年，心肌梗塞一下就把他擊倒了，實在令人不勝唏噓，我們也痛失一位英才。

至今，除了懷念他，還是很難接受這個悲傷的事實。讀到這裡，相信每位讀者都已經瞭解，肥胖與慢性病的真正病因就是「血中胰島素過高」，元凶就是我們每天都在吃的「高升糖指數飲食」，血中胰島素過高會一路讓人罹患「食癮效應」，接著就是肥胖，到了中年則變成代謝症候群，然後引爆糖尿病、腦中風、心肌梗塞、大腸癌、乳癌、前列腺癌等重大慢性病，不可不慎啊！

03

荷蘭江森醫師「高胰島素血症」最新研究報告

江森醫師從一百八十六篇最新研究論文中，整理出來的總論，充分支持我的「高胰島素風暴」理論。

二〇二一年，一篇發表在《國際分子科學雜誌》的一篇論文〈高胰島素血症是導致老化、肥胖、第二型糖尿病、腦心血管疾病、癌症的關鍵角色（中文暫譯）〉，是由荷蘭鹿特丹伊拉斯姆斯醫學中心內科部新陳代謝科江森醫師所發表的最新論文。

這是他從一百八十六篇最新研究論文中整理出來的總論，觀點卻與我的研究心得幾乎相同！

血中胰島素過高，引發食癮效應

江森醫師的論文中表示，胰島素（Insulin）與生長激素（Growth hormone）會保持平衡狀態，在熱量過剩時，胰島素會透過加速脂肪合成、降低身體能量流失，利用（不喜歡運動、懶惰）兩種方式來儲存熱量，生長激素則負責增加身體能量的利用，建構肌肉並且在熱量缺乏時燃燒脂肪。

然而現代人習慣的西式飲食，是典型的高糖、高脂肪、高熱量、低纖維的飲食型態，這種飲食型態會讓這個平衡往胰島素傾斜。

現代西式飲食會導致胰島素大量分泌，形成高胰島素血症，過高的胰島素會抑制生長激素的分泌，導致生長激素低於基礎值。而這個傾斜（過高的胰島素／過低的生長激素）會導致脂肪合成加速，降低身體能量，提升體脂率、減少肌肉量，最後就是形成肥胖！

許多人在血糖尚未失調或尚未肥胖時，就已經出現高胰島素血症。高胰島素血症會引發低血糖效應，特別是在進食後兩到三小時之後發生，甚至比空腹血糖更低，形成「慢性飢餓」，讓人整天都處在飢餓狀態，除了三餐之外，還額外攝入下午茶、宵夜，吃下大量點心、零食，並喝下大量的含糖飲料。

高胰島素血症誘發「食癮」效應，不只讓人食量變大，還偏好高脂肪（如牛排、油炸食物、高奶油食物）、高糖（如含糖飲料、甜食）、高熱量（如吃到飽餐廳）、重口味的飲食（如麻辣火鍋、鹽酥雞）。

以上研究論點，都充分支持了我對於「現代飲食會導致血中胰島素過高」和「血中胰島素過高會引發食癮效應」的觀點。

高胰島素血症，引爆慢性病

根據以前理論，很多人認為先有「胰島素抗性」才會引發「高胰島素血症」，現在最新研究已經推翻了以上說法，確認高胰島素血症會誘發胰島素抗性，進而導致糖尿病。所以，糖尿病真正元凶不是胰島素抗性，而是高胰島素血症！

在正常的情況之下（尤其是高纖飲食者，或老一輩人的飲食），人體在飯後血糖升高誘發胰島素分泌，胰島素會把血糖帶入細胞內，使血糖恢復正常的標準。當現代飲食誘發高胰島素血症導致胰島素抗性。

高胰島素血症不只誘發第二型糖尿病，同時也是肥胖、腦心血管疾病、老化、癌症的元凶！

另外，根據《台灣醫界雜誌》的文章〈高胰島素血症——常被忽視的代謝問題〉，高胰島素血症可以預測十到十五年可能引發第二型糖尿病，同時也是預測罹患腦心血管疾病的指標。另外，高胰島素血症罹患乳癌是胰島素較低者的兩倍，因胰島素會增加卵巢分泌雌激素，雌激素會促進細胞的增生。

高胰島素血症也會導致過度生成活氧分子（ROS），而活氧分子會攻擊DNA，導致細胞的突變與癌化。所以，血中胰島素特高的族群，都會增加肥胖、代謝症候群、第二型糖尿病和罹癌的風險。

降低胰島素，延長壽命、預防慢性病的關鍵

高胰島素血症者具有糖癮效應，喜歡攝取甜食、含糖飲料，而癌細胞喜愛葡萄糖，會利用葡萄糖來製造胺基酸、核酸來讓自己快速分裂成長。

另外，高胰島素血症者厭惡清淡、高纖的天然飲食，轉而喜歡重口味、添加大量食物添加劑的食物，長久下來容易引發大腸癌。

江森醫師的這些論點，也充分支持我在前面章節所述的「高胰島素風暴」理論，同時也論證了引爆慢性病的最終因素。

回頭觀察，健康人瑞的胰島素幾乎都很低，當胰島素、IGF－1（胰島素樣生長因子－1）也都低下的情況，會減緩與年齡有關的生理機能下降，也會降低代謝所產生的氧化壓力，可以延長壽命。

這與我在研究時的數據相符，證明降低胰島素是健康促進、延年益壽的重點，也可以應用於胰島素5.0健康管理計畫。

江森醫師的結論，終於證明我是對的！

江森醫師在他的研究報告中，做出了兩大重要結論：

一、「降低血中胰島素」將是預防或治療肥胖、第二型糖尿病、腦心血管疾病、癌症的關鍵（這正符合「阻糖生物科技」的核心理論）。

二、研發降低血中胰島素的藥物是必須做法，而且非常急迫！

江森醫師這篇論文讓我如此興奮的原因，在於他提出的說法幾乎完全吻合我的研究論點，更難得的是，他是總結一百八十六篇研究論文得出的總論，代表現在最新研究也支持著我的看法。

我在研究胰島素的路上，獨自摸索了這麼長的時間，今天終於可以證明：「我是對的！」

當我閱讀到這篇文章時，真是百感交集，在研究胰島素的這一路上，能夠參考的資料實在有限，當處在連醫院都還沒有普遍檢查胰島素的時空背景下，我就貿然提出「胰島素過高會導致食癮效應」、「肥胖與慢性病的元凶就是血中胰島素過高」等理論，也把這些理論陸續發表在我的出版著作，包括：《矯正代謝不生病》、《矯正代謝力》、《肥胖風暴》、《食癮》等著作。

走過十多個年頭，如今能夠讀到觀點完全相同的最新「高胰島素血症」研究報告，只能說：「值了！」

04

每個人的代謝都失調？

現代人由於攝取高升糖指數飲食，幾乎每個人的血中胰島素都太高，而胰島素越高，食癮效應越加明顯。

「我每天都吃白米飯，會不會導致血中胰島素過高？」

「每天上班這麼辛苦，犒賞自己一杯手搖飲，難道也會讓血中胰島素飆升？」

當我向朋友提出高升糖指數飲食，導致血中胰島素過高時，朋友們一一向我提出了質問。

每人胰島素都過高，加劇食癮效應

其實，當我在研究胰島素時，也曾產生這項疑問：「如果高升糖指數飲食會導致血中胰島素過高，現在誰沒有每天吃白米飯？誰沒有每天吃精緻麵粉做的麵包、麵食、包子、饅頭？誰沒有吃蛋糕、餅乾、糖果、冰淇淋、甜品等甜食？誰沒有喝手搖飲、可樂？好像每個人都吃，豈不是每個人都血中胰島素過高？每個人代謝都失調了？」

當初有這項想法時，我還不敢貿然提出「幾乎每個人代謝都失調」的結論，畢竟這是多麼嚴重的指控，隨便提出來只怕會招來一堆磚頭。

所以，為了驗證我的論點，我翻閱了大量的研究論文，終於找到相關的證據，一直到有幸讀到羅德維格博士發表在美國醫學雜誌，一篇有關「升糖指數」（*The Glycemic Index*）的論文，我終於肯定這個想法「是正確的」。

羅德維格博士是這麼說的：「攝取高升糖指數飲食後產生的低血糖情況，是如此的普遍，以致看起來好像是『正常的』（as to be considered normal）！」

他也提到，這種生理性低血糖現象會引發「慢性飢餓效應」，這項重大發現指出，現代人由於攝取高升糖指數飲食，幾乎每個人的血中胰島素都太高，才會出現

飯後低血糖現象，引發慢性飢餓！

不只搜索專家博士的研究論文，同時不斷審視數年來的研究結果，我曾經進行大量的胰島素檢測，因此可以說我大概是台灣檢測胰島素最多的研究者，在這些檢測中發現，身材正常民眾的空腹胰島素值大約在十到十五單位，肥胖族群通常會高到二十至二十五單位，中年肥胖者可能到二十五至四十單位，糖尿病患者也都在二十單位以上。

依照我的研究結果來看，空腹胰島素只要高於十單位，食癮效應就很明顯了，胰島素越高，食癮效應越嚴重。由於現代人的血中胰島素都太高了，現在整個人類社會可說是「高胰島素社會」，幾乎每個人都有不同程度的食癮現象。這可以說明，現在整個飲食全部朝向三高飲食發展的潛在因素。

高胰島素社會的關鍵八問

當整個人類社會變成高胰島素社會，每個人代謝都失調時，現在的許多社會現象都有了合理的解釋。

◎爲什麼辦公室必備下午茶？

現在人人都胰島素失調，飯後二到三小時血糖會降到比空腹血糖還要低，由於大腦只能用血糖作為唯一的燃料，一旦血糖過低，大腦會立即發出求救訊號，逼你進食以提升血糖。

一整天的血糖如同雲霄飛車忽高忽低，隨時有飢餓感，而想要吃東西，稱為「慢性飢餓效應」，才會讓我們一到三點，就想吃點心了！

◎爲什麼會有「糖癮」？

日常生活當中，糖幾乎可以說是無處不在。它常常隱藏在你想都想不到的地方，偽裝成你不認識的樣子出現，而日常生活中我們總想吃甜食，其實更多時候是由於糖癮在作祟。

前面提過，血中胰島素過高會引發生理性低血糖效應，當血糖過低時，身體會自動傾向喜好含糖飲料，這些含糖飲料可以瞬間提升血糖，使大腦立刻獲救。所以，這些含糖飲料會讓人感覺非常好喝，喝了非常舒服，愛不釋手，每天一杯接一杯！

這也說明為何五百毫升的珍珠奶茶不只成為台灣的國飲，還風靡全球，手搖飲儼然已形成龐大產業，這也說明為何可口可樂能夠創下天文數字的營業額，甚至超越麥當勞！在吃糖的過程中，大腦能夠迅速反應並分泌多巴胺，多巴胺會產生短暫性的滿足感和幸福感，而變成一種難以戒掉的習慣，因此讓人在無形中有了糖癮。

◎爲什麼美式速食這麼受歡迎？

「這不是肯德基！這不是肯德基！」相信很多人還記得這個廣告。只是為什麼明明知道吃了會胖、又不健康的美式速食，還會讓大家這麼喜愛？可以想像，要是哪天沒有了麥當勞，會有多少人抓狂！

胰島素失調的人喜歡高糖、高脂肪、高熱量的「三高飲食」，美式速食店販賣的漢堡、炸雞、薯條、可樂、汽水、冰淇淋正是三高飲食的大集合，自然受到胰島素失調人口的喜愛，加上快速供餐服務，避免因等太久而浪費太多能量，完全符合人類「儲存能量，節約能量」的偉大天性，成了影響人類最深遠的飲食文化，孩童不能沒有它，成年人也少不了它！

◎爲什麼油炸食物這麼受歡迎？

胰島素失調者喜歡高熱量飲食，油炸就是「添加脂肪，增加熱量」，才會受到胰島素失調者的青睞，所以現在無論是餐廳或小吃攤幾乎都用「油炸」，你聽過炸雞排，有聽過煮雞排嗎？雞排用煮的，怎麼會賣得好？

為了添加熱量，不能炸就加起司，一層漢堡不夠看，就做成兩層、三層。總之，為了生意長紅，熱量就不能少，熱量少了就沒人上門光顧。

◎爲什麼滿街都是外送族？

胰島素是負責「儲存熱量」的荷爾蒙，儲存熱量的另一個模式就是「節約熱量」，血中胰島素過高時，胰島素會發出「不要動」的指令，不動是最節約能量的方式。

現在年輕人的胰島素都很高，表現在生活上就是「越來越懶」，現在許多年輕人連搭電梯下樓去巷口買個午餐或晚餐都懶，只要一拿出手機，滑一滑、點一點就可以吃到千里之外的美食，何樂而不為呢？我們也因此看到外送服務迅速崛起，滿街都是外送員的機車呼嘯而過，餐飲外送也很快成為一項新興產業。

◎爲什麼肥胖人口這麼多？

當每個人的胰島素都失調，又處在充滿「高升糖指數飲食」、「高熱量飲食」的優渥飲食環境下，許多人都會攝取過多的熱量（Overeating）。胰島素還會加速脂肪的合成，立刻把多攝取進來的熱量立刻變成脂肪儲存起來，當身體脂肪太多時，脂肪細胞還會一個變兩個、兩個變四個，拚命幫你容納脂肪！身體脂肪過多的另一個名詞叫「肥胖」。

當每個人的胰島素都失調時，每天拚命大吃大喝，三餐以外，還要下午茶跟宵夜，加上整個飲食環境都朝高熱量發展，許多人都會攝取過多熱量，這就是現在「肥胖危機」的由來。

◎爲什麼會有「每個人都是半健康人」說法？

「高胰島素風暴」雖然在體內形成的時間很早，但共伴效應傷害人體的發展很慢，除了「食癮效應」與「肥胖」可能早在孩童或青少年時期就開始表現，血糖失調、血管硬化、癌化的發展卻很緩慢，可能需要長達三、四十年。所以，糖尿病、高血壓、腦中風、心肌梗塞、癌症等代謝疾病，通常發生在中年以後，通稱為「慢性病」。

因為現在幾乎每個人的代謝都失調，每個人身上都有一個「高胰島素風暴」在發展中，許多代謝失調現象會隨著年齡增長而逐漸顯現，所以才會有「每個人都是半健康人」的說法。

◎爲什麼現在大腸癌這麼多？

胰島素失調的人會喜歡不健康的高糖、高脂肪、高熱量、重口味、低纖維的飲食型態，這類飲食充滿致癌物（例如食品添加物、防腐劑等）、自由基（例如氧化膽固醇等），尤其糖類是癌細胞的最愛，缺乏纖維則會導致腸道有益菌缺乏食物，有益菌族群減弱就會助長腸道害菌族群的增生，整個腸道生態會大幅改變。

當我們吃了一輩子不健康的食物，當然很容易罹患大腸癌。現在大腸癌發生率已經超越肝癌，探究根本原因還是在於「胰島素失調」！

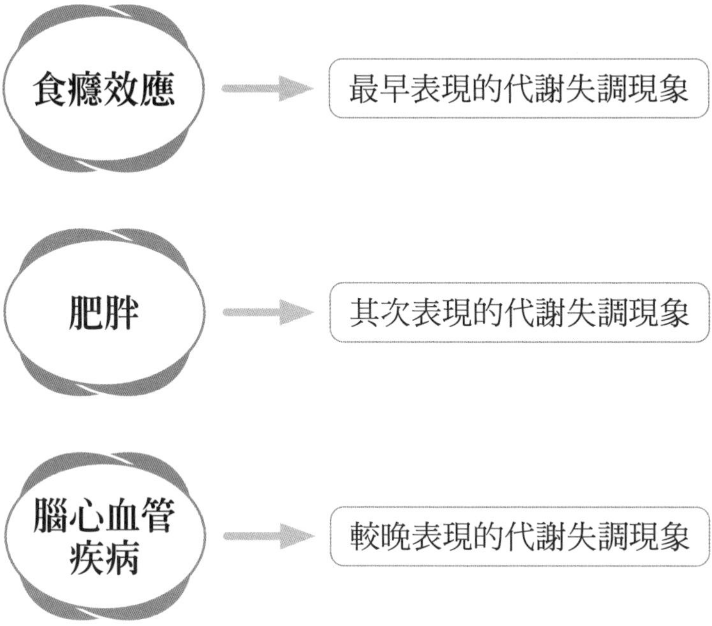

圖 3-4 血中胰島素過高引爆代謝失調

05

五大浩劫，人類付出的慘痛代價

在「高胰島素風暴」無情的摧殘下，人類社會每年都要付出無比慘痛的代價。

當絕大多數人類的血中胰島素都太高，整個人類社會變成典型的「高胰島素社會」，會對我們帶來哪些翻天覆地的浩劫？

超高熱量飲食浩劫——糖尿病人口井噴式成長

血中胰島素過高所啟動的「食癮效應」，趨動民眾超高的食慾和巨大的食量，飲食喜好全部朝向高糖、高脂肪、高熱量的「三高」飲食型態。

在人類漫長的歷史當中，從來不曾創造過這麼「超高熱量」的飲食環境，現代人已經無法滿足於清淡的「低熱量」飲食，油炸、添加起司和大量的糖分成為烹調主流，絕大部分人都沉迷於追求更高的熱量，人類每天消耗天文數字般的牛奶、起司、肉類、雞蛋和白糖！

我有次到中國大陸訪友，晚上一行四人到某間餐廳點了四菜一湯，隔壁桌有位老兄只有自己一個人，卻點了一整桌的菜，簡直讓我傻眼，難怪前陣子中國大陸習主席特別呼籲民眾要節約食物。

但是，從中國大陸現在的肥胖人口與糖尿病人口「井噴式」的成長現象，可以推估，中國大陸民眾胰島素失調情況應該相當嚴重，要求胰島素失調的民眾節約食物，實在是非常困難的一件事，因為代謝失調會趨使人們拚命追求熱量！

肥胖浩劫——躍升成最大型慢性病

記得小時候班上的同學幾乎沒有胖子，時至今日，肥胖似乎已經成為常態。

根據國健署二〇二〇年至二〇二一年統計數據，現在小學生的肥胖率高達百分之二十五，也就是每四個小學生當中就有一個小胖子，肥胖比率還隨著年齡層上升，大約三分之一的國中生、高中生肥胖，青年族群肥胖比率升至百分之四十。

根據衛生福利部國民健康署最新的統計報告指出，台灣中年肥胖族群的比率超過百分之五十，也就是一半以上的中年族群都肥胖，這些中年肥胖族群通常是腹部肥胖（男性鮪魚肚，女性水桶腰），還會合併三高（高血糖、高血脂與高血壓），統一稱為「代謝症候群」人口。

「全球肥胖危機」其實早已形成，世界衛生組織早在一九七五年就把「肥胖」定位成「全球最大型的慢性病」；另外，根據法國一項全球最大型的肥胖人口的研究結果指出：全球有超過百分之六十的人口都「體重過重」，「肥胖人口」已超過百分之三十六。

二〇二〇至二〇三五年全球肥胖人數（年齡超過五歲）以及患有超重或肥胖的人口百分比

	2020年	2025年	2030年	2035年
超重或肥胖的總人口數（BMI≧25kg/m^2）（millions）	2,603	3,041	3,507	4,005
患肥胖症的人數（BMI≧30kg/m^2）（millions）	988	1,249	1,556	1,914
患有超重或肥胖的人口比例（BMI≧25kg/m^2）	38%	42%	46%	51%
患肥胖的人口比例（BMI≧30kg/m^2）	14%	17%	20%	24%

※資料來源：世界肥胖聯盟（2023.9.25查閱）

現在，除了幾個戰亂或飢荒的非洲國家以外，全球每個國家的國民都有肥胖問題，無論美國、加拿大、歐洲國家、亞洲國家無一倖免，越進步的國家，國家肥胖問題越嚴重，未來肥胖問題最嚴重的國家是中國大陸，中國大陸現在的肥胖人口已爆增為兩億人！

可怕的是，當整個飲食環境已經完全「三高化」，沒有一個國家有能力解決國民肥胖的對策，因為這些已經肥胖的人口食量更大、更喜歡高熱量飲食。

面對越來越嚴重的肥胖問題，醫學界似乎也束手無策，除了推出「少吃，多運動」等口號之外，似乎也無計可施。

真正的實情是，連許多醫療人員自己都有肥胖問題，更諷刺的是，放眼所見，絕大部分的民眾仍然每天大吃大喝。

有一次我行經東區的一條小巷，小小巷口竟然排著長長人龍，詢問之下才知道這些人都是為了高人氣的網紅蛋糕店而來。心中不禁感嘆：「唉！真的有人在意『少吃，多運動』嗎？」以我的觀點，「肥胖危機」只會持續加速擴大，世人大概很難盼到它緩和的時刻。

慢性病浩劫——席捲全人類的奪命殺手

根據衛生福利部公布的資料，一九五二年十大死亡原因的前三名分別是：腸胃炎、肺炎、肺結核，幾乎都是「感染症」；到了二〇二三年，十大死因竟高達九項是「慢性病」包辦，如今整個台灣人民的健康狀態出現了一百八十度的大轉變！

同樣現象也出現在許多已開發或開發中的國家，最典型的代表就屬歐美國家，美國國民罹患慢性病的程度最嚴重，連飲食較清淡的日本也越見嚴重。

「現在慢性病危機到底有多嚴重？」或許有一個例子最容易說明「慢性病危機」的嚴重性，以前糖尿病被稱為「富貴病」，現在糖尿病則成了「平民病」。

大家是否知道，單單一個小小的台灣，如今就有多少糖尿病患者嗎？台灣總人口數才兩千三百萬，根據健保署統計數據，二〇二二年糖尿病就醫人數已高達兩百五十六萬人，佔總人口數的百分之十，也就是說每一百個人當中就有十個人可能患有糖尿病！

如果扣除孩童、青少年與年輕人口，讀者可以想見現在台灣成年人罹患糖尿病的比例有多高。

更可怕的是，這些糖尿病患者不僅僅只是血糖太高而已，他們通常都合併嚴重的心血管問題，現在糖尿病患者因冠狀動脈堵塞而必須裝支架的比比皆是，許多人還合併肥胖、腎臟病、白內障、末稍血管病變等問題。

在「高胰島素風暴」無情的摧殘下，人類社會每年都要付出無比慘痛的代價，根據世界衛生組織公布的資料顯示：全球每年死於腦心血管疾病的人口數達兩千萬人，死於癌症的人口數高達一千萬人，死於糖尿病的人口數也高達五百萬人。

二〇二一年，COVID-19 疫情席捲全球，根據官方統計數字，截至目前為止（二〇二三年十月）已造成了六百多萬人死亡。相比之下「高胰島素風暴」更為驚人，每年單單這三大類疾病就奪走超過三千五百萬條人命，更可怕的是，每年這個數字還在持續擴大！

這個死亡人數的背後，還隱藏著一個不為人知「黑洞」——胰島素影響如此巨大，醫學界至今仍沒有幫民眾檢查胰島素，導致民眾不知道自己早已深陷高胰島素風暴，放任慢性病無限發展，民眾都在等生病，連醫師也不例外！

食安浩劫——「科技與狠活」的毒害反撲

民眾除了越吃越甜、熱量越高外，「食品添加物」也是一大問題。

現代人的味覺似乎越來越遲鈍了，血中胰島素太高會讓人吃不出天然食物原有的香味，單靠食物的原味根本無法引起民眾的食慾。現在絕大部分的食品中都添加了大量的食品添加物，除了天然的蔬菜、水果等「原食物」以外，已經很難找到沒有食品添加物的食品。

由於民眾的口味越來越重，對於食品添加物的依賴越深，直接刺激了食品加工業的快速發展，這些食品加工業者發揮了極致的創意，研發了一大堆的食品添加物，拚命往食物裡添加，搞到我們的飲食內容物完全走樣，這還不包括一大堆很傷身的防腐劑、塑化劑等。

中國大陸有這麼一句詼諧語：「科技與狠活啊！」表示吃下的食物，都是用化學原料製造出來的。食品化工業絞盡腦汁研發一堆食品添加物，只為了讓食物賣相更好、口味更重、更受歡迎，而且更能長期保存，只是長期食用這些食品添加物對人體的傷害極大，可能導致肝、腎疾病，甚至癌症。

談到重口味，湯頭又濃又鹹的日本拉麵就是最好的例子，簡直媲美台灣版的魯肉汁，痛風指數肯定破表，然而每到用餐時間，標榜日本正宗拉麵店幾乎都大排長龍。

除了食品添加物，現在農牧業為了增加產量，種稻、種菜的拚命使用農藥，養雞、養豬、養魚的拚命施打或投擲抗生素、生長激素，更別提還有許多土地與飲水都被違法傾倒五金廢水，導致土地與水源都被許多毒性重金屬和輻射汙染，連海洋魚類都跟著遭殃！

現今台灣洗腎率之所以高居全球之冠，糖尿病併發症、慢性病患長期服用大量藥物，便是其中主因，另一個關鍵就是食安問題（食品添加物和食物裡所含的高量毒素）。

全球暖化浩劫——現在的北極熊，未來的人類！

由於燃燒石化燃料（例如汽車燃燒汽油）、大面積砍伐森林、大量飼養牛隻等人為因素，造成空氣中充滿二氧化碳（CO_2）、甲烷（Ch_4）、氟氯碳化合物（CFC）等溫室氣體（Greenhouse Gas, GHG）的濃度越來越高。

這些溫室氣體會吸收太陽的溫度，導致全球溫度越來越高，形成所謂的「全球暖化效應」，導致格陵蘭與南極的冰層快速融化。

科學家也預測，全球暖化效應將會引發更大的洪水、旱災、沙塵暴、熱浪、颶風、龍捲風、冰河坍融等重大災難，也會導致農作物的收成大幅減少，飢荒、傳染病跟著增加，甚至導致戰爭！

其實，還有一個大幅加速「全球暖化效應」的殺手一直被忽略，那就是——當整個人類社會變成典型的「高胰島素社會」，人類對於食物的需求將永無止盡。

因為代謝失調的人類食量非常大，而且偏好高脂肪的飲食，例如牛排、豬排等，為了滿足全球為數龐大的代謝失調人口，人類必須飼養更多的牛隻、豬隻、雞鴨才行，為數龐大的牛隻所排放的屁，就含有大量甲烷，是全球暖化效應另一個重大殺手！

除此之外，人類為了生產更多的農作物，大量砍伐最能緩和全球暖化效應的雨林，可怕的是，現在地球上的雨林正以每秒一個足球場、每天八．六萬公頃的速度消失中，號稱「地球之肺」的亞馬遜河雨林，有三分之一已經被砍伐成為農地，猶同人被割掉三分之一的肺一般！

聯合國已經提出警告，人類已經度過「全球暖化時期」，正式邁入「全球沸騰時期」！科學家已證實：二〇二三年七月份是有紀錄以來最熱的月份，全球正面臨極端氣候帶來的傷害。

全球氣候極端化，人類全面性的「胰島素失調」扮演著非常關鍵的角色，卻完全被忽略。如果不改善人類代謝失調的情況，我們只會看到「全球沸騰時期」加速擴大。目前已有科學家預測，北極熊將在五十年內絕種，而北極熊的命運很可能就是人類未來的命運！

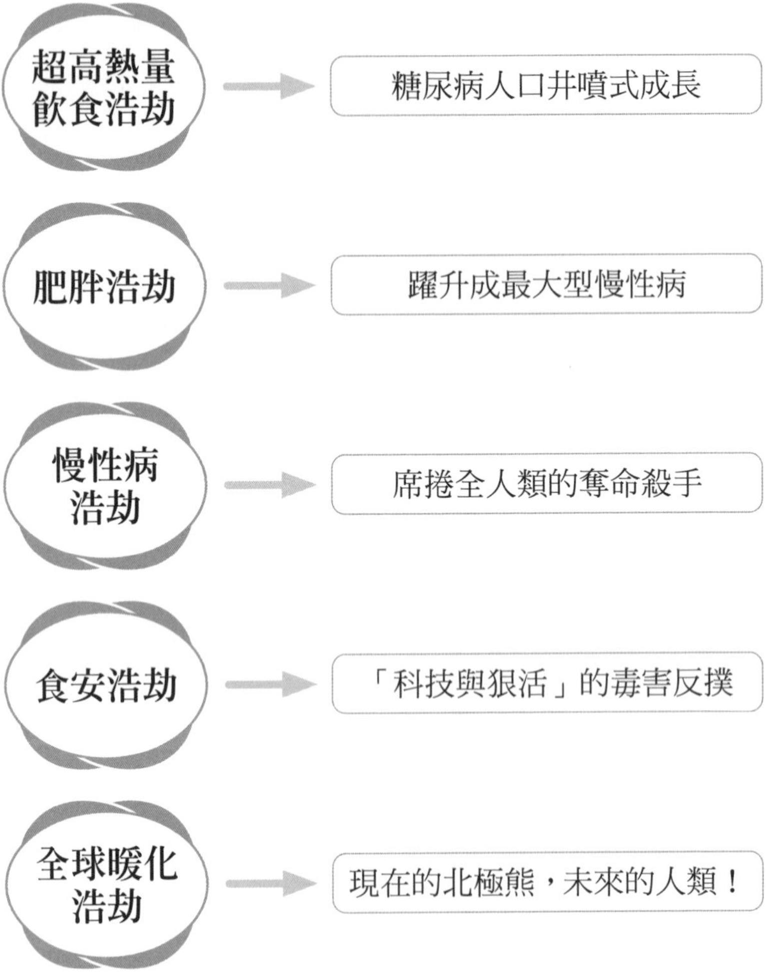

圖 3-5 高胰島素風暴引爆的人類五大浩劫

Part

4

胰島素 5.0 健康管理計畫：最好的預防醫學

「胰島素 5.0 健康管理計畫」
是最好的預防醫學，
讓人永遠苗條，健康長壽！

01

選擇「生、老、康、死」的幸福人生

如果不想因「血中胰島素過高」而引爆一連串疾病，「降低血中胰島素」會是一個最好的選擇！

「唉！我最近洗頭狂掉髮，感覺都要禿了！」

「別說了，我最近感覺體力開始下降，光是爬幾個樓梯就氣喘吁吁。」

現在越來越多的年輕人在二十幾歲就開始脫髮、變胖變腫、體能下降，這是因為PART 3所說的「血中胰島素過高」不僅會引發食癮效應，讓我們攝取過高的熱量，這種不健康的飲食型態很快就會導致肥胖，高胰島素風暴便會在不知不覺當中，迅速籠罩全身。

每年千萬死亡數，慢性病造成大傷害

正所謂「民以食為天」，一日三餐，飯要是沒吃好、沒吃對，身體就一定會出現問題。

一般人攝取「高升糖指數飲食」會讓胰島素狂飆，從孩童開始直到年老，天天吃下高GI指數的主食，致使高胰島素風暴在體內成形，傷害也越來越大，導致我們一輩子都脫離不了肥胖、糖尿病、腦心血管疾病和癌症的威脅，更遑論這些慢性病引發的併發症，例如洗腎、白內障等，將嚴重影響生活品質。

根據調查，從一九九〇年至二〇二一年，全世界因心血管疾病死亡的人數從一千兩百萬人攀升至兩千多萬人，漲幅超過了百分之六十。另外，衛福部的統計顯示，心血管疾病已經位居全國十大死因第二名長達二十年之久，在二〇二二年的死亡人數更是高達兩萬三千六百六十八人，甚至有持續增長的趨勢。

每年光是單單腦心血管疾病就奪走兩千萬的人口，且癌症也造成一千萬人死亡，而相對於轟轟烈烈、延燒長達三年的COVID-19事件，奪走約六百多萬條人命（截至二〇二三年十月），由此可知，慢性病造成了多大的傷害！

胰島素，到底要降到多少最好？

談了這麼多胰島素的影響，很多人可能會問：「胰島素要降到多少最好？」現在醫學上訂定出來的胰島素正常值高達二五・〇（μIU/ml），也就是說，只要胰島素不超過二五・〇，都會被認為是「正常的」。

但試問，這個「正常值」是如何訂出來的？醫學上訂定「正常值」的方法是取樣一千位「沒有病」的成人統計而來，這些「沒有病」的人包括：胖的、瘦的、代謝症候群人口，通通納進來計算，最後得出來的正常值就是「〇至二五・〇」。

前文討論過，現代人幾乎都有高胰島素現象，代謝都面臨失調，所以二五・〇應該稱為「代謝失調族群正常值」，千萬不要被這個數值誤導了，這個數值根本就太高了。

甚至有些人的檢查結果「正常」，但事實上他們已經罹患第二型糖尿病了！

我長期為民眾進行胰島素檢查，根據過往經驗，絕大部分民眾的胰島素都在一〇・〇以上，都很「正常」，因為還沒超過二五・〇，但其實在這些人當中，有一部分的體型已經開始呈現肥胖，正式踏入高胰島素風暴的外圍了。

正常情況下，胰島素是微量分泌，因此血中胰島素不應該太高，但我發現胰島素一旦超過七．〇，食癮效應就會逐漸浮現，血中胰島素超過一〇．〇，食慾就會很旺盛，食量開始變大，喜好油膩食物、甜食、含糖飲料，飲食開始失控；而胰島素只要低於七．〇，我們的食慾就會大幅下降，開始喜歡清淡飲食，也就是「食癮」效應會大幅改善。

如果有人要問我說：「胰島素要降到多少最好？」我會強力建議：「胰島素最好介於五．〇上下（五．〇 ±二．〇，也就是三．〇至七．〇）。」千萬別被現在的「胰島素正常值」誤導。

「食癮」效應是血中胰島素過高，出現的第一個代謝失調現象，我以為，追求健康第一步應該要「優先擺脫食癮」，才能吃出健康。然而，想要真正擺脫食癮，血中胰島素就必須控制在「五．〇 ±二．〇」，至少也要維持在小於一〇．〇之內！

成為健康人瑞的秘訣

你可能見過一百公斤的胖子，但是你一定不曾見過一百歲的胖子！

曾經有新聞媒體報導，嘉義水上鄉三和村一名鄰長已經高齡一百一十二歲，擔任鄰長數十年，直到今年（二〇二三）身體仍然硬朗，他曾經透露長壽的秘訣，就是天天運動、吃飯只吃七分飽、生活簡單規律，這與其他活得長壽的健康人瑞的生活方式相同。

他們的身材削瘦，一輩子從來也沒有胖過，而且他們都吃七分飽，飲食非常清淡，顯然，健康人瑞已經為我們證實「一輩子都不會發胖」絕對做得到，絕非是夢想！

那他們到底是如何做到的？祕訣就在於——健康人瑞的胰島素都很低，代謝也都正常，所以在他們的身上都沒有「高胰島素風暴」，理所當然，他們不會受到「高胰島素風暴」的傷害。也因此，每個健康人瑞一輩子都很苗條，當許多人受著慢性病折磨，痛不欲生，他們卻如同擁有健康金鐘罩，活得又健康又長壽。

反觀，曾讓我檢查過胰島素的民眾，每個人幾乎都在「十」以上，越肥胖的人越高，中年肥胖（擁有代謝症候群）的人更高，有的甚至高達「三十五」以上。天哪！孰不知道他們身上的「高胰島素風暴」到底已經巨大到何種程度？想必絕對媲美《明天過後》電影裡足以引發超低溫效應的超級風暴！

研究胰島素的過程中，前後取樣約二十名具有「健康人瑞」體質（年齡層都在七十五歲以上，身材苗條、很健康）的個案，幫他們檢測血中胰島素，發現他們有一項共同的特質，就是胰島素值幾乎都小於五．〇。根據胰島素檢驗數據，我認為這就是健康人瑞的秘訣，也是現代人追求「苗條」與「健康」的關鍵。只是可惜取樣數太少，未來我計畫擴大取樣數（大數據法則）來重新統計、驗證這個結論。

為何健康人瑞都是胰島素「5.0」？

「他們也是活在『高升糖指數飲食』的環境底下，每天也以白飯、麵粉為主食，為什麼別人的胰島素都很高（十以上），而他們的胰島素卻只有「5.0」？」

這是個非常好的問題，相信看到這裡讀者也相當疑惑，其實一般人與「健康人瑞」體質者之間的差別，在於健康人瑞不大會吸收糖分，他們體內分解糖分的酵素基因很鈍！

我們都知道，攝取「高升糖指數飲食」會導致血中胰島素過高，這些「健康人瑞」吸收糖分的效率比一般人差，雖然同樣是攝取「高升糖指數飲食」，但他們的飯後血糖也不會狂飆，胰臟自然也不需要大量分泌胰島素來因應，每天的血糖維持平穩，完全不會出現「低血糖」效應，加上血中胰島素又很低，所以根本不會有「食癮」效應的困擾。

因此，他們平日喜歡吃很清淡的飲食，每餐七分飽，而大魚大肉、太甜的食物對他們反而是一種負擔，因為身體的訊息告訴他們：「你不需要這些食物！」這種體質活在現今「高升糖指數飲食」的環境底下，卻成了絕佳的保護。

反觀一般民眾，吸收糖分的效率「非常好」，由於吸收糖分太快，導致飯後血糖狂飆，胰臟必須分泌大量胰島素來因應，想辦法把大量的血糖帶入細胞內利用。

一旦長期攝取「高升糖指數飲食」，血中胰島素就會越來越高，肥胖、慢性病就如同噩夢般地如影隨行，最終「生、老、病、死」就會成為定律。

重新選擇「生、老、康、死」的人生

隨著年齡的增長，我們身體的代謝會越來越差，高胰島素風暴的傷害也會逐漸增大，若是沒有意識到嚴重性，隨著時間的推進，最終將會導致糖尿病、腦心血管疾病、癌症等慢性病找上門，彷彿巨大龍捲風的高胰島素風暴，可能隨時把健康捲入其中，把人擊倒。

我們可以選擇讓「生、老、病、死」成為人生定律，老來就病痛纏身，在病塌上度過餘生，也可以選擇「生、老、康、死」的幸福人生，如同健康人瑞一般，雖然「生」、「死」無法改變，卻可以「延緩老化」，一輩子活得「健健康康」，不必受病痛的折磨，讓自己活到老又活得好！

現在的醫學科技已經可以做到這一點，只要我們改變飲食方式，並且根據我研發的胰島素5.0健康管理計畫，做好生活習慣的調整，即使我們跟其他人一樣活在「高升糖指數飲食」的環境之下，還是可以獲得良好的保護，不會受到「高胰島素風暴」的傷害。

生活在現在「高升糖指數飲食」的環境下，唯一能夠提供最佳保護的就是「胰島素5.0健康管理計畫」！

健檢報告全藍字，我也是胰島素「5.0」！

我也曾經很肥胖，最胖的時候體重高達八十六公斤，那時候血中胰島素高達十六．八，食癮效應「火」得不得了！下班後與同事結夥去吃到飽餐廳成為最愛，我可以從冷盤區、熱食區、牛排區，一路拚到甜點區，還不忘留點肚子吃它兩球「哈」字頭的冰淇淋。

每次一趟吃下來熱量破表，後來我應用「阻糖生物科技」把血中胰島素一路降到5.0之後，從此就遠離大魚大肉，就算到吃到飽餐廳也是淺嘗即止，體重也降到七十六公斤。

自從成為胰島素「5.0」，我開始喜歡清淡飲食，清粥小菜對我來說已經非常足夠，也開始喜歡湯湯水水的飲食。那時的我，中餐幾乎都吃餛飩麵，後來才理解到，雖然麵條的GI值很高，但是糖分都被湯水稀釋了，所以血糖負荷（Glycemic Load）變得很低。當胰島素變低時，身體反而會渴求低血糖負荷的飲食，因為身體給我的訊號是——我不需要太多飲食的糖分。

當我成為胰島素「5.0」一族，第一次感覺到何謂「健康的感覺」！

我的身體變得很輕，也很清爽，完全擺脫以前那種沉重、油膩的感覺，每天都很想運動，那時候還常常去慢跑六、七公里，就喜歡那種運動完後完全放鬆的感覺。也因為成為胰島素「5.0」一族，我的生活型態完全轉入健康的生活型態，一如健康人瑞的生活型態，更棒的是，我的檢驗報告全部是「藍字」，真正找回身心靈的輕盈與健康！

大安聯合醫事檢驗所

台北市復興南路二段151巷33號; 電話:27049977,27051389; 傳真:27091974

[redacted]　身分證號： A1*****103　[redacted]

姓　　名： 蕭[redacted]　性　　別： 男　年齡： 66Y　送檢電話：

檢體種類： SERUM, Plasma NaF, WB EDTA, URINE　檢體標示：

採檢時間： 2022/10/24　接收時間： 2022/10/24 11:54　頁　　數： 1 / 2

送檢單位： 蕭院長　送檢傳真：

檢驗項目	檢驗值	單位	參考區間
蕭院長套檢			
一般生化　BIOCHEMISTRY-1			
AST/SGOT 肝酵素	25	U/L	10-42
ALT/SGPT 肝酵素	26	U/L	10-40
γ-GT 肝膽酵素	19	U/L	M: <73
Protein,total 總蛋白	6.9	g/dL	6.0-8.3
Albumin 白蛋白	4.3	g/dL	3.5-5.3 BCG
Globulin 球蛋白	2.6	g/dL	2.0-3.5
A/G ratio	1.7		1.2-2.0
BUN 尿素氮	18.9	mg/dL	9.0 - 23.0
Creatinine 肌酸酐	1.02	mg/dL	Male:0.70-1.30
Uric acid 尿酸	5.0	mg/dL	Male:4.0-7.5
Glucose AC飯前血糖(NaF)	99	mg/dL	70 - 99
Hb A1c 醣化血色素	5.7	% of Hb	4.0-6.0
Triglyceride三酸甘油脂	85	mg/dL	<150
Cholesterol 膽固醇	136	mg/dL	<200
HDL-Cho 高密度膽固醇	52	mg/dL	>40
LDL-Cho 低密度膽固醇	63	mg/dL	<130
LDL-C/HDL-C	1.2	Ratio	<3.6
T-CHO/HDL 動脈硬化危機率	2.6	ratio	<5.0
Insulin 胰島素(Bayer)	5.9	mU/L	3.0-25.0
鏡檢-尿液　MICROSCOPY-URINE			
尿液化學試紙檢查			
Color 顏色	無檢體		Pale to Dark Yellow
Clarity 性狀	無檢體		Clear
Specific Gravity 比重	無檢體		1.003-1.035
pH 酸鹼度	無檢體	pH	4.6-8.0
Glucose Urine 尿糖	無檢體		Negative
Protein 尿蛋白	無檢體		Negative
Occult Blood 潛血	無檢體		Negative
Urobilinogen 尿膽元	無檢體	mg/dL	≦1.0, Normal
Bilirubin 膽紅素	無檢體		Negative
Nitrite 亞硝酸鹽	無檢體		Negative
Ketone 酮體	無檢體		Negative
Leu.Esterase白血球酯酵素	無檢體		Negative
一般生化　BIOCHEMISTRY-1			

16

圖 4-1 作者本人的檢查報告書（全部都是藍字）

02

胰島素5.0健康管理計畫，找回真正的健康

現代人想要追求苗條、健康、長壽，不受到高升糖指數飲食的誘惑，也不受到「高胰島素風暴」的傷害，唯一保護之道就是讓自己成為胰島素5.0。

四大健康指標，幫助遠離疾病威脅

根據最新研究和健康人瑞的示範，已經告訴我們一個確切的答案：現代人想要追求苗條、健康、長壽，不受到高升糖指數飲食的誘惑，也不受到「高胰島素風暴」的傷害，唯一辦法就是讓自己的胰島素值維持在5.0。

因此，如果想要追求苗條、健康、長壽的幸福人生，不讓「生、老、病、死」

成為人生的定律，從現在開始施行「胰島素5.0健康管理計畫」，讓胰島素5.0成為自己的健康首要目標。

「胰島素5.0健康管理計畫」一共有四項「5.0」健康指標，讀者們在執行該計畫時，可依循以下四項「5.0」。

指標一	胰島素5.0	早上空腹抽血檢查胰島素，5.0 ± 2.0（3.0－7.0）
指標二	身體脂肪指數（BFI）5.0	身體質量指數（BMI）× 體脂率 ≦ 5.0或腰圍符合男90，女80
指標三	血糖5.0	糖化血色素（HbA1c）≦ 5.7，空腹抽血檢查糖化血色素
指標四	膽固醇5.0	總膽固醇 ÷ 高密度脂蛋白膽固醇（HDL-C）≦ 5.0

◎指標一：胰島素5.0

江森醫師在他的研究報告已經告訴我們，降低血中胰島素將是預防或治療肥胖、第二型糖尿病、腦心血管疾病、癌症的重要關鍵。許多健康人瑞也親身實證，他們維持苗條、健康、長壽的秘訣，就是血中胰島素都很低，呈現胰島素5.0。所以，追求健康人生首要重點，就是追求胰島素5.0。

◎指標二：身體脂肪指數5.0

「什麼是身體脂肪指數（Body Fat Index, BFI）？怎麼沒有聽過？」

「當然沒有聽過，因為ＢＦＩ是我個人專用一項最能正確反映身體脂肪量的數值。」

根據研究，我發現無論是體脂率和ＢＭＩ的數字，都可能會受到水分、肌肉量的影響而失真，有些較胖的人，ＢＭＩ卻很低，而體脂率雖然可以知道脂肪在人體的佔比，但缺點是具體數值還會因為年齡而有所差異，年齡越大，體脂率通常也會越高。

而ＢＦＩ是納入體脂率計算，可以真實反映體脂肪的含量，跟身材比較符合，計算方式是ＢＭＩ乘以體脂率（％），藉由統計結果，進一步發現，如果把ＢＦＩ控制在5.0以內，表示身體脂肪低，也代表越健康，就可以擺脫「大腹翁」、「大腹婆」的噩夢。

另外，根據一項研究結果顯示，腰圍越粗的人，罹患慢性病的機率越高。所以除了ＢＦＩ之外，也可以依據衛福部的建議，同步測量「男九十、女八十」，作為衡量腰圍的標準。

◎指標三：血糖5.0

血糖5.0是空腹抽血檢查「糖化血色素」，數值要等於／小於五．七。根據現在的臨床診斷標準，空腹血糖超過一百就會被判定為糖尿病前期，而糖化血色素若是低於五．七，則代表血糖調控正常，胰島素抗性低，就可以遠離糖尿病。

糖化血色素比起空腹血糖更能真正反映出血糖的變化，而且因為它是代表三個月的平均血糖值，所以不會受到前一天飲食的影響。

◎指標四：膽固醇5.0

膽固醇5.0代表體內的所有膽固醇，高密度脂蛋白膽的比例等於／小於5.0（總膽固醇÷高密度脂蛋白膽固醇≦5.0），代表「好的膽固醇」必須佔總膽固醇的五分之一，也就是百分之二十以上。

高密度脂蛋白膽固醇又稱為「好的膽固醇」，又可以說是「血管清道夫」，它能將沉積在血管中的膽固醇運回肝臟，轉變成膽汁，再隨著糞便排出體外，才不會讓膽固醇囤積在血管壁中，防止血管硬化。

成為「胰島素5.0」一族的正向轉變

如果我們把胰島素調降到「胰島素5.0」，身上就不再有「高胰島素風暴」吹襲，當我們身上的「高胰島素風暴」消失了，將會迎來許多美好的轉變！

◎飲食習慣轉變成「質感飲食」

你的食量會變得很小，喜歡吃七分飽，就算在吃到飽餐廳一樣可以享受美食，但你會優雅用餐，淺嚐即止。你會開始對不健康、重口味的三高（高糖、高脂肪、高熱量）飲食說不，味蕾又可以重新感受「全食物」的美味，飲食習慣與喜好轉變成清淡又健康的「質感飲食」。

◎身材變「苗條」

飲食習慣改善了，就不會攝取過多熱量，血中胰島素降低了，身體轉變成不大會合成脂肪，所以根本不容易肥胖！此時的你會很喜歡運動，身上多餘的脂肪不見了，會變成苗條的身材。肥胖訊號（瘦體素）的作用很敏感，身體會自動地把體重控制得很穩定，加上總飲食熱量很低，減肥後也不容易復胖。

◎身體變「健康」

胰島素作用變得很敏感，身上的「胰島素抗性」消失了，因此不會罹患糖尿病！

你的心血管不會再繼續堵塞，進而遠離腦心血管疾病的傷害，由於不再肥胖了，飲食也很健康，也會很喜歡運動而大量流汗，體質會由酸性體質轉成鹼性體質，癌症不容易找上鹼性體質的人，這些慢性病都會離你很遠！

◎活得「長壽」

最新研究已經證實：降低血中胰島素可以延長壽命，你將如同健康人瑞一般，成為「苗條、健康、長壽」的忠實代言人！

所以，胰島素5.0健康管理計畫不僅是最好的預防醫學，也是最好的減重計畫、養生計畫，最重要的，它還是有著最新醫學研究根據的健康方案！

03

邁向健康，成為胰島素5.0一族

「少吃，多運動」不再是說說而已，阻糖生物科技，阻斷三分之二糖分，改善「血中胰島素過高」的失調現象。

當我們長期生活在高胰島素風暴之中，會導致體重增加和嚴重健康問題，如心臟病和癌症。

「蕭院長，該如何達到胰島素5.0？」調降血中胰島素，成為「胰島素5.0」其實有方法！

阻糖生物科技，邁向健康人瑞體質

我們可以藉由「阻糖生物科技」的協助，快速達成「胰島素5.0」的目標。

「阻糖生物科技」可以阻斷三分之二的糖分進入體內，讓血中胰島素很快地調降下來，自然減低「食癮效應」、大幅下降食慾，飲食習慣也會有一百八十度的大轉變。這項科技讓身體從容易吸收糖分變成不大會吸收糖分，一如健康人瑞的體質。

等到胰島素降低以後，你會開始喜歡低GI、低熱量的飲食，食量也會變小，由於胰島素降低，多餘的脂肪就可以被燃燒利用，就會開始喜歡運動，體重自然而然地減輕，因為身材恢復苗條，運動時會覺得比過去輕鬆許多。

「少吃，多運動」不再是口號，改善了「血中胰島素過高」的失調現象，自然就會「少吃，多運動」了！

低GI值，降低胰島素分泌

糙米飯、五穀飯、全麥的共通性，就是低GI。GI（Glycemic Index）就是糖化指數，是衡量食物中碳水化合物引發血糖值上升程度的指標。糖化指數越高，代表這類的食物吃進人體後，會快速釋放葡萄糖，導致血糖瞬間飆升，血糖一高，胰島素就必須跟著大量分泌，經常大量攝取這類的食物，就會讓血中的胰島素經常維持很高，進而引發高胰島素現象，比如糖類和澱粉類食物。

相反地，糖化指數越低，代表這類的食物吃進人體後，葡萄糖會緩慢釋放，血糖就不容易瞬間飆升，胰島素就不會大量分泌，血中的胰島素含量會很低。許多健康書籍都已經建議多攝取低糖化指數（GI）的食物，比如油脂類食物和高蛋白質食物。

食物的GI值等級劃分：血糖生成指數在五十五以下，為低GI食物；指數在五十五至六十九之間，為中等GI食物；指數在七十以上，則為高GI食物。

一般來說，精緻的碳水化合物或稱為精緻澱粉（或簡單糖），例如白米飯、糯米飯、白糖都屬於精緻的碳水化合物，這類食物的升糖指數經常都高於七十；相對地，複合式碳水化合物的升糖指數較低，因為它們含有纖維，會讓葡萄糖釋放較為緩慢，血糖較不容易飆升。

舉例來說，白米飯的升糖指數是七十二，糯米飯高達九十二，糙米飯只有五十五，而白麵包的升糖指數一般超過七十，全麥麵包卻只有五十五！

所以，如果你希望調降胰島素，首先就要恢復粗糙主食，可以把白米飯改成糙米飯或五穀飯，將精緻白麵粉改用全麥麵粉製作麵包、包子、饅頭，一起朝健康之路邁進。

低GI飲食的五大原則

想要藉由低GI值飲食來降低胰島素，就需要知道五大原則：

◎**原則一：**三餐正常。低GI值飲食的第一大原則就是三餐飲食正常，才能提高身體的新陳代謝，如果少吃一頓，則會使身體在下一次用餐時，分泌更多的胰島素，也更容易發胖。

◎**原則二：**選擇低GI主食。選擇GI值六十以下的食物，比如糙米、五穀雜糧麵包等，而且一定要吃主食，否則會使身體代謝變差，容易發胖。

◎**原則三：**多吃高纖食物、乳製品。高纖食物和乳製品富含蛋白質，可以平衡高GI值飲食所引起的血糖濃度，還可以減緩身體攝取營養的速度。

◎**原則四：**吃硬不吃軟。硬的食物比較容易有飽足感，血糖不容易飆升。同樣的食物，煮得越軟爛、做得越精緻，GI值反而越高，雖然做人不要太懶散，但在煮飯的時候，可以適當發揮懶人精神，能煮飯就不熬粥，讓血糖不易飆升太快。

◎**原則五：**少吃加工食物。加工過的食物，不但添加了容易發胖的物質，而且也容易左右食物的GI值的分析，所以少吃加工食物，多吃原型食物效果更好。

糖尿病患者也該知道的血糖負荷

哈佛大學提出另一個理論稱為血糖負荷（GL），意思就是糖分密度的指標；糖分密度越高的食物會讓血糖持續性升高，影響更大。

許多水果的升糖指數（GI值）雖然很高，但是血糖負荷（GL值）卻很低，幾乎都在十以下，代表糖分密度不高（水果含很多水分），不至於對血糖造成長時間的影響。

相反地，蛋糕的血糖負荷（GL值）卻高達二十，顯示蛋糕內的糖分密度很高，會造成血糖長時間居高不下，胰島素當然也居高不下！

一樣的食物用煮的與用烤的血糖負荷（GL值）也截然不同，例如水煮的馬鈴薯血糖負荷（GL值）只有三，因為飽含水分的緣故，烤馬鈴薯的血糖負荷（GL值）則高達十三。

若以中醫角度來看，甘入脾，少食有益，若過多食用則易傷脾，造成腹脹、腹瀉、肥胖等症狀，所以我們應該「飲食有節，不可偏嗜」，尤其對於糖尿病患者來說，不只需要注意食物中的GI值，也需要結合GL值，食用血糖波動小的食物，降低糖尿病對身體的影響。

升糖指數（GI）與升糖負荷（GL）參考表：

食物名稱	升糖指數	升糖負荷	食物名稱	升糖指數	升糖負荷
糯米	98	31	烏龍麵	62	30
馬鈴薯	88	16	米粉	61	23
湯麵	85	15	玉米	60	20
披薩	80	12	鳳梨	59	7
玉米片	81	21	全麥麵包	55	12
泡麵	77	19	糙米飯	55	18
薯條	76	22	純柳橙汁	53	12
甜甜圈	76	17	牛奶	40	3
西瓜	72	4	海藻類	15	
白米飯	72	36	青菜類	15	
可口可樂	63	16	黃豆	14	1

（註：依升糖指數高低順序排列，單位：大卡／100克）

低卡飲食，減肥人士的最愛

除了選擇低升糖指數（GI值）與低血糖負荷（GL值）飲食外，代謝疾病的專家都一致同意「低卡飲食」，也是改善胰島素抗性與「高胰島素風暴」的最有效辦法！

現在不少餐廳開始研發低卡餐盒，也是減肥者和健身人士的最佳選擇，但仍有很多人對低卡沒有正確的認識，或是不小心走進「低卡誤區」。所以，到底什麼是低卡呢？

其實低卡飲食的食物類型，非常雷同於低升糖指數與低糖負荷的食物。最簡單的低卡原則，就是避免高脂肪食物，首要是避開油炸食物，最好也避免大塊肉類，尤其脂肪含量很高的種類。再者，就是遠離吃到飽餐廳，因為食物選擇性多會讓食慾大開，很難謹慎進食，吃到飽餐廳一餐可以吃下三千至四千卡以上的熱量，不可不戒！

另外，建議早餐最好增加水果份量，取代早餐店的油煎食物，並戒除下午茶、宵夜、零食。

低卡食物卡路里參考表

主食	卡路里	主食	卡路里
紫薯	82	燕麥	376
玉米	110	糙米	362
雜糧饅頭	123	粉皮	61
山藥	57	全麥麵包	246
紅薯	86		

※單位：大卡／100克

有些人以為吃得越多，攝入的熱量越多，其實這是一種誤區。其實，食物量和卡路里並非成正比，有些體積小、分量少的食物，卡路里卻相當驚人。

舉例來說，一顆蘋果約七十卡，健康營養又有飽足感，可作為兩餐之間的點心。而一口就能吞下的巧克力，一顆足足也有七十卡的熱量，卻沒有任何飽足感，更會讓人想一吃再吃，直到熱量爆表。所以低卡飲食不只要注意熱量，同時也要注意分量，從整體攝食的卡路里來計算，才能真正有效減糖又減脂。

以下分享幾種低卡食物，供讀者參考：

◎芹菜：芹菜含有豐富的膳食纖維，以及大量的鈣和鉀，有助利尿、降低血壓，並減少水腫。

◎蘋果：熱量相對低，其次蘋果含有大量維生素C，具有抗氧化作用，不只不會讓熱量堆積在體內引起肥胖，還可以促進腸胃消化，一舉兩得。

◎燕麥：正在飲食控制的人來說，燕麥是相當常見的食材，它也被稱為「燃脂鬥士」，因為富含維生素B群，所以容易產生飽腹感，熱量又不高，是非常適合成為低卡飲食的食材。

如果希望降低血中胰島素，改善「高胰島素風暴」，建議選擇升糖指數（GI值）五十五以下，血糖負荷（GL值）十以下的食物最好。只是符合這兩大要求的食物多以豆類、蔬菜、水果為主，熱量顯然都很低，已經被「高胰島素風暴」纏身的人，對這類食物恐怕興趣缺缺，即便真的攝入了適當飲食，這些高胰島素風暴者就會出現低血糖效應，反而會更渴望攝取高升糖指數和高血糖負荷的食物。

因此，藉由改善飲食降低高胰島素風暴，需要持之以恆。除此之外，力行胰島素5.0健康管理計畫，搭配規律作息、適度運動，一起成為胰島素5.0健康一族！

04

適量運動有助掌控血糖，遠離高胰島素風暴

運動可以降低血糖值，若是缺乏運動，可能導致血中胰島素過高，引發高胰島素風暴。

「工作太忙、事情太多，根本擠不出時間運動！」許多專家與研究都表明，適度的運動除了可以預防肥胖、促進血液循環，還能平穩血糖、調降胰島素、預防糖尿病血管病變等好處。

除此之外，身體也會運動中釋放「快樂荷爾蒙」（腦內啡和多巴胺），帶來愉悅感，緩解憂鬱症狀。

因此，別老坐在電腦前或賴在沙發上看電視、滑手機，以下提供一般民眾日常運動參考，可以根據自身情況適當練習，一起動起來吧！

提升運動效率三原則：時間、量、強度

「我已經到健身房跑步了，為什麼這麼久還是沒有用？」小襄看著絲毫沒有減少的「腰間肉」苦惱地說。

想要提升運動效果，就要做到三原則：運動時間、運動量和運動強度。飯後一小時進行運動，可以讓血中葡萄糖轉變為熱量，降低原本在飯後升高的血糖值，對於一般人來說，飯後飯前運動差別不大，但糖尿病患者則建議在飯後進行運動，避免出現低血糖狀況。

另外，每日運動量建議三十分鐘以上，每週五次以上，效果會更加顯著。在運動時，以心跳不會過快為主，但這麼說有點籠統，脈搏速度就是一個很好的參考標準，脈搏數越多，就代表運動強度越高。在運動後，測量脈搏數十秒鐘，再乘以六就可以得出一分鐘的脈搏數，對於年齡不同的人來說，脈搏數也有不同標準：

◎**未滿五十歲的話，每分鐘脈搏數一百到一百二十次。**

◎五十歲以上的話，每分鐘脈搏數低於一百次。

肥胖者進行運動時，建議採循序漸進的方式，絕對不要勉強，避免增加心臟和膝蓋的負擔，若是因此受傷就得不償失；而難度太高的運動也會讓人很快放棄，導致一切都將前功盡棄，我們應該把運動變成一種生活型態，讓它成為長期的習慣。

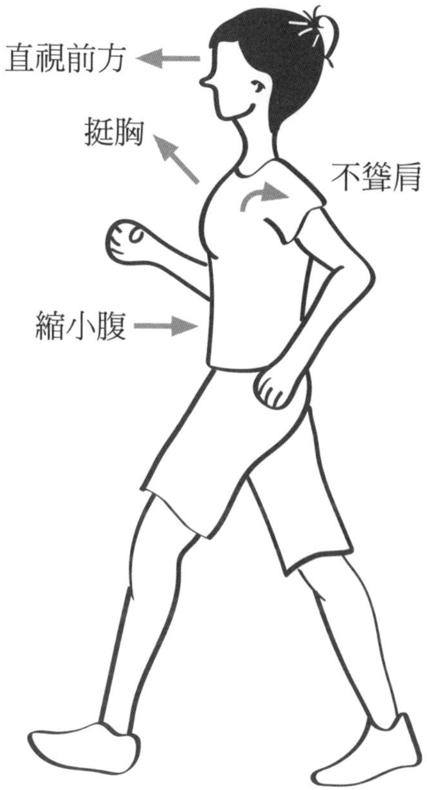

散步／快走

如果沒有時間運動怎麼辦？

「平常都要上班，怎麼有時間每天做運動？」

「每天要做家事、照顧小孩，怎麼還會有時間運動？」

這是許多上班族與家庭主婦的心聲，或許每天要額外擠出時間來運動，在實際執行上會有些困難，那就從生活中來增加運動量，讓身體維持運動習慣，即使只是走路或爬樓梯等小運動，也是降低血糖值的好方式！

我一位老朋友以前也是上班族，但因為應酬長期吃油膩的外食、飲酒、熬夜等不良生活作息，到了中年之後不僅有啤酒肚，還被檢查出糖尿病。他除了飲食控制之外，還在醫師的建議之下，開始了運動療法。

但因為他是公司高管，沒辦法抽出太多時間來運動，在日常通勤、碎片休息時間來做運動，例如他從搭計程車到公司，改成走路、搭捷運，或是在搭電梯時改成走樓梯等，尤其是走樓梯消耗的熱量是步行的兩倍，只要膝蓋沒有受傷的情況，都建議爬五樓以下的樓梯。後來再看到他的時候，雖然還是有些小肚腩，不過已經瘦了一大圈了！

有氧運動：降低血糖值和胰島素

最好的運動方式建議採取有氧運動，因為在運動期間需要配合大量呼吸，慢跑、快走、爬山都很好（相反地，「無氧運動」則比較不適合糖尿病患者）。

有氧運動除了可以改善「高胰島素」現象，還可以燃燒熱量，增加心肺功能，對於身體的柔軟度、肌肉強度也都有助益。

運動熱量消耗表

運動項目	熱量消耗	運動項目	熱量消耗	運動項目	熱量消耗
步行	139	槌球	132	慢跑	243
羽球	157	自行車	208	壁球	347
游泳	243	足球	243	爬山	226
跆拳道	347	有氧運動	243	回力球	347
桌球	157	籃球	208	網球	208
跳繩	243	擊劍	347	高爾夫	122

註：根據七十公斤體重／運動三十分鐘／單位：千卡

伸展運動：增加關節靈活性

除了步行、快走、慢跑、騎腳踏車、游泳、跳舞等有氧運動之外，還可以做些柔韌性訓練，以增加關節的靈活性、身體協調性，例如伸展、平衡練習、瑜伽、太極等運動，都有助於維持體重管理、掌控血糖。

每週建議不少於三天，每次拉伸到緊繃或輕微不適的程度，靜態或動態維持十到三十秒，每組重複兩到四次。

◎肩部運動——振臂擺動拉伸

步驟一　垂直舉起左臂過頭，右臂自然下垂，左臂向上後方拉伸，右臂則向下後方拉伸。兩肩呈現對角線。

步驟二　反方向做另一側，各做三十次。

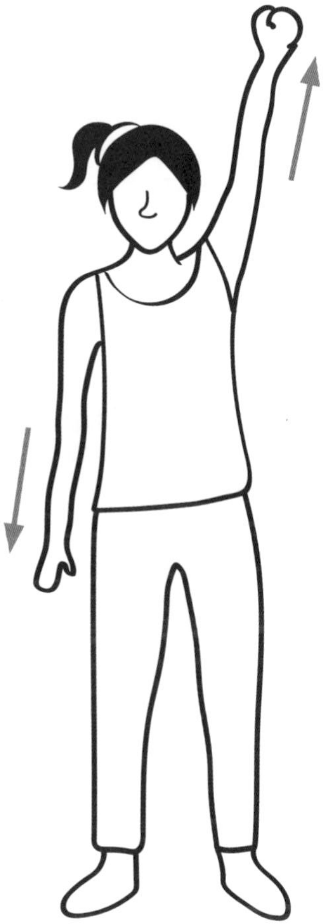

◎胸部運動——擴胸拉伸

步驟一 抬起雙臂，向左右兩側打開一百八十度，平行於地面。

步驟二 以自己能力範圍內，向後拉伸，做三十次。

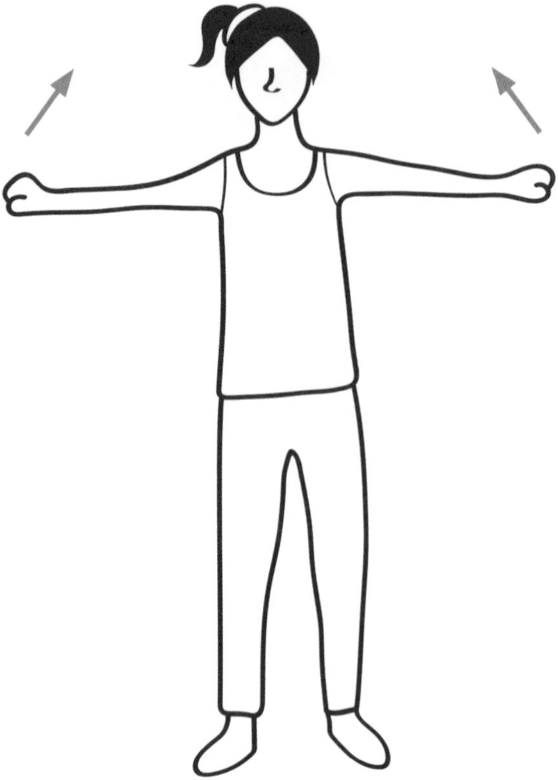

◎腿部運動——腿部拉伸（站姿）

步驟一 右手扶牆（或椅子），將左腳抬起，並盡量向上伸展，再向後伸展，做三十次。

步驟二 反方向再做三十次。

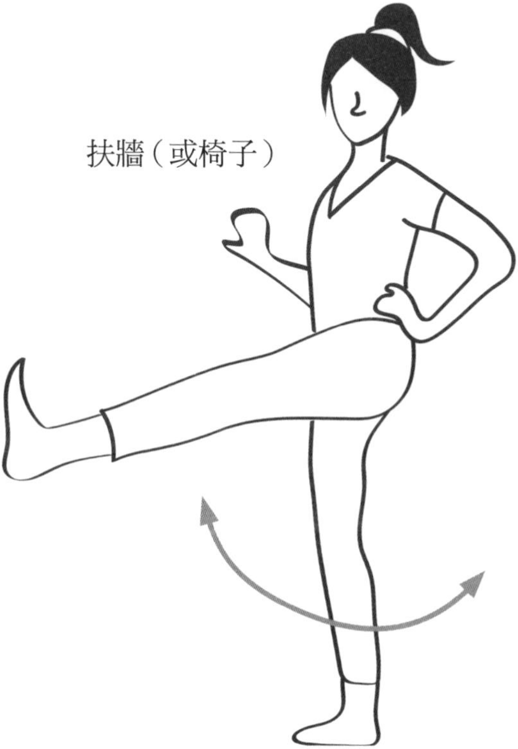

◎腿部運動——腿部拉伸（坐姿）

步驟一 坐在椅子上，雙手扶椅子，穩住身體。

步驟二 將單腳抬起、伸直，保持姿勢五到十秒。

步驟三 換腳，重複步驟二為一個循環。每回至少做十五個循環。

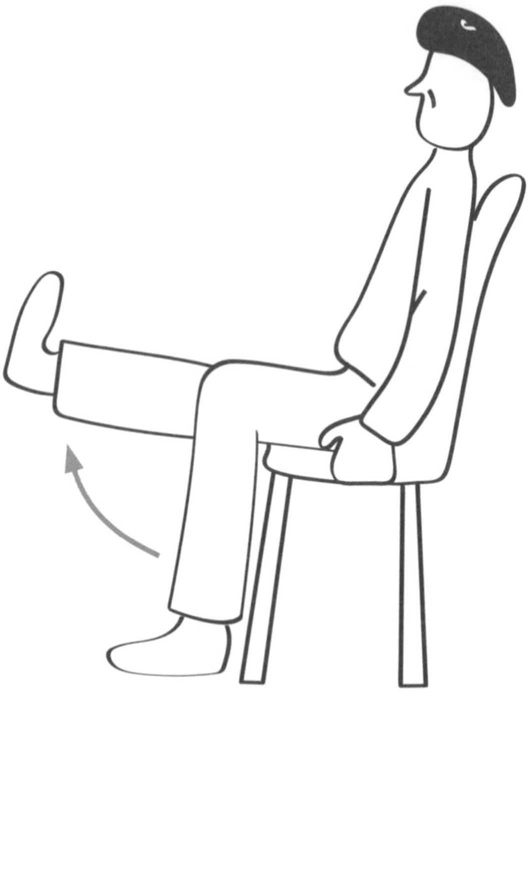

阻抗運動：將身體肥肉鍛鍊成肌肉

蹲下起立、俯臥撐、仰臥起坐、啞鈴操都屬於阻抗運動，在家就可以隨時鍛鍊，不怕因為氣候、時間等因素而沒有辦法執行。阻抗運動可以將肥肉鍛鍊成肌肉，進而善心肺功能，還可以提高睡眠品質，對於體重管理、調控血糖也是相當好的運動方式。

不過，做阻抗運動之前，請先詢問醫療與運動等專業人士，並隨時留意個人體能狀況。

◎俯臥撐

步驟一 先以伏地挺身預備動作，雙肘握拳和腳尖撐著地面，約五至十秒（依體能調整），為一個動作。

步驟二 每次做五個一組，再逐步增加成十個一組、十五個一組。

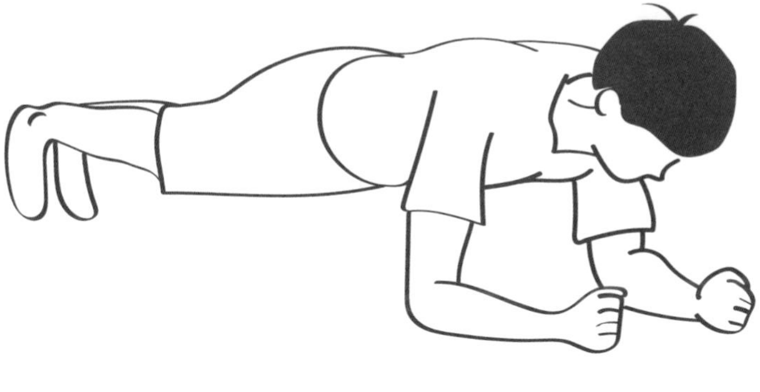

肌力運動：促進血糖利用，家中長輩也適合

平時在家也可以做簡單的肌力運動，增加身體利用血糖的效率，家中長輩也非常適合一起練習喔！

◎抬膝運動

步驟一 挺直身體坐在椅子上，雙腿併攏，並與地面呈現九十度。

步驟二 雙手握拳彎曲，維持向上舉起的姿勢。

步驟三 接續，抬高膝蓋再放下，完成五次後放下雙手，回到步驟一。

步驟四 以上為一個循環，依個人體能，評估做十五至二十個循環。

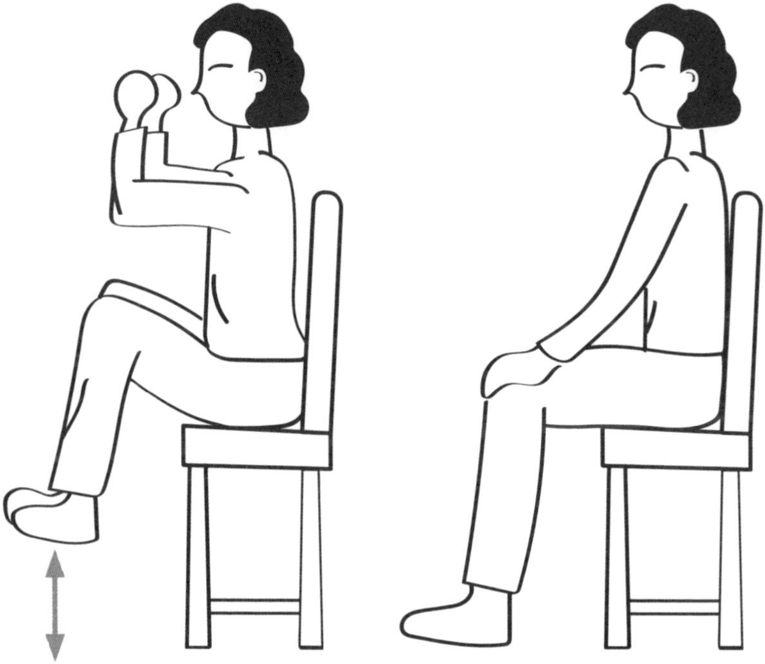

◎轉身運動

步驟一 挺直身體、坐在椅子上，雙腿與地面呈現九十度併攏。

步驟二 雙手彎曲舉起，呈現W型。

步驟三 同時將上半身反覆向左右兩側扭轉，下半身不動。

步驟四 以上為一個循環，依照能力做十五至二十個循環。

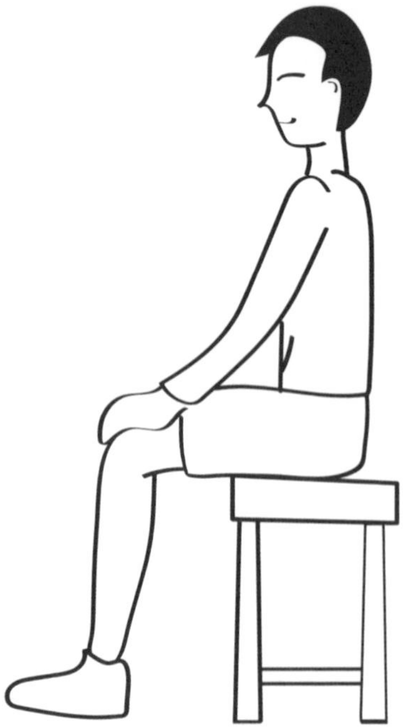

肥胖者、高血糖者或是剛開始運動的人，在運動期間隨時注意身體狀況，以免出現不適。如果運動中感覺頭暈、噁心等，或有任何不適症狀出現，應立即終止運動，並諮詢醫療與運動等專業人員。

通過適當運動與飲食控管的「胰島素5.0健康管理計畫」，就有機會遠離高胰島素風暴的威脅，成功預防慢性疾病，提升生活品質，找回健康！

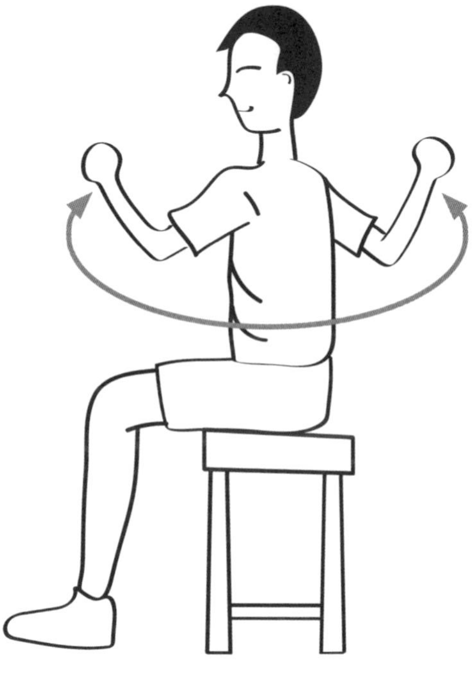

結語

一切都有了答案！

我是少數從「胰島素失調」的角度，切入探討肥胖與健康問題的研究者。

我以前提出的「血中胰島素過高」、「食癮」和「胰島素風暴」等理論，不僅完全符合「高胰島素血症」最新研究論文的觀點，也讓一切都有了答案。

現代飲食環境、飲食型態、肥胖、慢性病等問題，都能夠被「高胰島素風暴」合理地詮釋。我也曾提出「幾乎每個人的代謝都失調」的假設理論，現在也證實是對的！它所造成全面性的影響，從飲食全面朝三高發展、肥胖危機、代謝症候群的高發生率、慢性病危機等等，都是因它而起，甚至包括全球暖化效應也不例外，更讓我欣慰的是，許多最新研究論文的觀點都指向「高胰島素風暴」理論是正確的！

糖尿病整合療法新觀念

糖尿病是造成年老後失智、失能等種種慢性病，讓我們不健康餘命的元凶！

根據衛生福利部健保署的統計，二〇二二年因為糖尿病就醫人數已高達兩百五十六萬，近年來糖尿病也有越來越年輕化的趨勢，加上糖尿病不易控制，罹病年數只增不減，可能會花上更多時間與糖尿病共處。

根據衛生福利部二〇一九年的統計，國人臨終前平均病痛「八・五年」，表示有一部分的人在老年後的生活，有近九年是在病痛中離世。所以，我們要從現在起，好好地控制血糖、穩定胰島素、終結肥胖，遠離糖尿病的威脅，可以讓自己活得老又活得好，不只能減少因糖尿病衍生相關併發症，提升生活品質，也能使自己與家人們健康老化，減輕家庭和國家的醫療支出、照顧成本。

為此，我特別研究了「阻糖生物科技」，可以有效阻斷糖分、降低血中胰島素，並把它應用於糖尿病輔助治療和體重管理，初期已獲得滿意成果，證明糖尿病治療納入「降低血中胰島素」的觀念，應該是一個正確的新方向——傳統糖尿病治療結合「阻糖生物科技」、胰島素與C-Peptide檢查的「糖尿病整合療法」模式，或許有希望讓第二型糖尿病獲得更有效的控制。

當然，這都還在測試階段，未來還要進行更多病例研究，亟需醫學界的共同努力。

健康與不健康之間，只隔著胰島素代謝失調

以前的我，總認為健康與不健康之間如同隔著海溝，而且還是馬里亞納海溝這麼遠，想要促進健康是一件相當困難的事，但當我解開了肥胖與健康之間的答案時，一切都豁然開朗：「原來健康與不健康之間，僅隔著一張薄紙！」，而這層紙就是「胰島素代謝失調」。

因此，只要努力讓自己成為「胰島素5.0」的健康族，不僅可以享受質感飲食，也會成為「苗條、健康、長壽」代言人。健康對每一個人來說，其實是唾手可得，並非遙不可及的事。

希望透過本書特別呼籲，胰島素是最重要的健康指標，醫學界應該積極運用胰島素檢查，並將其列入常規檢驗項目，醫師也要訓練胰島素數值的判讀經驗，有了更多的胰島素檢查數據，無論是改善糖尿病、預防腦心血管疾病、管理體重與健康等方面，將都會有巨大突破。

雖然，「胰島素教育」是一項非常龐大的教育工程，卻是一條必走的路，否則，飲食危機無解、肥胖危機無解、慢性病危機也將無解。

如果研究可以真正幫助人，就值得了！

現任中央研究院基因體研究中心特聘研究員的張子文博士，擔任過生技中心執行長、行政院科技顧問、清華大學生命科學院院長，曾經榮獲美國過敏氣喘與免疫學會（AAAAI）頒發二〇〇七年最高榮譽會士獎（獲得此獎的第一位華人），在全球免疫學領域享有極高聲望。

他在我的研究「胰島素5.0」的過程中，曾經提供很大的鼓勵與協助，他曾經語重心長地勉勵我：「如果一項研究可以真正幫助周遭的人，就很值得了！」一直到現在，這句話一直深植在我的心中。

當我完成了《搶救糖尿病》這本著作時，回頭深思張博士勉勵的這番話，希望可以無愧地回答：「我確信這些研究可以幫助很多人！」

感謝閱讀到這裡的各位，預祝每位讀者都能夠擺脫「高胰島素風暴」的傷害，同時也能夠擁有「苗條、健康、長壽」的幸福人生。

附錄一

特別感謝

當我把《搶救糖尿病：糖尿病整合療法的療癒實錄》一書完稿之際，回想起十餘年來，潛心研究胰島素的這段漫漫長路，心中不禁湧上深深的感觸；這一路來許多好友都不吝惜給予最大的協助，我謹以最感恩的心，藉由這本新書的發表，致上最深的感謝。

首先，我要特別感謝鴻恩診所的李天行院長一路來的支持，我第一次把「阻糖生物科技」應用於糖尿病的輔助食療評估，就是在李醫師的協助下完成，也謝謝他擔任本書編審工作。

再來，我要感謝台北醫學院的同班同學──瀚仕功能性醫學研究中心的歐忠儒院長，他是我預防醫學的啟蒙老師，開啟了我對於醫學的全新視野；也要感謝百略公司的前任董事長林金源先生，曾經提供我很好的工作機會，讓我在那三、四年的時間裡，我可以全力專研預防醫學；還要特別感謝前中央研究院基因體中心的張子文博士，張博士在我研究之初就曾經給予極大的鼓勵與資助，因為他的大力協助，讓我有能力踏出研究的第一步。

此外，我也非常感謝前陽明醫學院的何橈通院長、前三軍總醫院新陳代謝科主任石光中醫師、前國立教育大學校長莊淇銘博士，這幾位醫學界與教育界的泰斗都曾幫我之前的著作撰寫推薦文。

也非常感謝前任台中藥劑師公會理事長黃漢洲藥劑師、香港銅鑼灣報德善堂中醫診所院長林顯增醫師、國科企業有限公司前CEO曹繼仁、北投大順耳鼻喉科診所陳建威醫師，共同擔任本書推薦人。

謹借用本著作的一個角落，致上我最大的感謝！

附錄二

參考文獻

1、Corkey, B. E. (2012). Banting lecture 2011: Hyperinsulinemia: Cause or consequence? *Diabetes*, *61,* 4–13. [Cross Ref]

2、Crofts, C., Schofield, G., Zinn, C., Wheldon, M., & Kraft, J. (2016). Identifying hyperinsulinemia in the absence of impaired glucose tolerance: An examination of the Kraft database. *Diabetes Res. Clin. Pract. 118,* 50–70. [Cross Ref] [PubMed]

3、Chevenne, D., Trivin, F., & Porquet, D. (1999). Insulin assays and reference values. *Diabetes Meta. 25,* 459–476. [PubMed]

4、Clark, P.M. (1999). Assays for insulin,proinsulin(s) and C-peptide. *Ann. Clin. Biochem. 36,* Pt5, 541–564 [Cross Ref]

5、David. Ludwig, MD, PhD. (2002). The Glycemic Index-Physiological Mechanism Relating to Obesity, Diabetes and Cardiovascular Disease. *JAMA, Vol 287,* No 18

6、Daniel,S., Brotman., John, P.Girod. (2002). Metabolic syndrome: A tug of war with no winner. *Cleveland Clinic Journal of Medicine, Vol 6912,* 990–994

7、Dr. Joseph A.M.J.L. Janssen. Hyperinsulinemia and Its Pivotal Role in Aging, Obesity, Type 2 Diabetes, Cardiovascular Disease and Cancer.

8、Facchini, F.S., Hua, N.W., Reaven, G.M., & Stoohs, R.A. (2000). Hyperinsulinemia: The missing link among oxidative stress and age-related disease? *Free Radic. Biol. Med 29,* 1302–1306

9、Gallagher, E.J., LeRoith, D. (2020). Hyperinsulinemia in cancer. *Nat. Rev. Cancer 2020, 20,* 629–644

10、Gerald Reven. Stanford University School of Medicine. A Chicken That Has Come to Roost.

11、Janssen, J.A.M.J.L (2021). Hyperinsulinemia and Its Pivotal role in Aging, Obesity, Type 2 Diabetes, Cardiovascular Disease and Cancer. *Int. J. Mol. Sci. 22,* 7799

12、Kekalainen, P., Sarlund, H., Pyorala, K., & Laakso, M. (1999). Hyperinsulinemia cluster predicts the development of type 2 diabetes independently of family history. *Diabetes care 22,* 86–92. [Cross Ref]

13、Lakka, H.M., Lakka, T.A., Tuomilehto, J., Sivennius, J., & Salonen, J.T. (2000). Hyperinsulinemia and the risk of cardiovascular death and acute cerebrovascular events in men: The Kuopio Ischaemic Heart Disease Risk Factor Study. *Arch. Int. Med. 160, 1160,* 1160–1168, [Cross Ref]

14、Ludwig, D.S., Majzoub, J.A., Al-Zahrani, dallal G.E., Blabco, I., & Robert, S.B. (1999). High glycemic food, Overeating and Obesity. *Pediatri.* 103, E261–E266

15、Li,C., Ford, E.S., McGuire, L.C., Mokdad, A.H., Little, R.R., & Reven G.M. (2006). Trends in hyperinsulinemia among nondiabetic adults in the U.S. *Diabetes Care. 29,* 2396–2402. [Cross Ref] [PubMed]

16、Ma,J., Giovannucci, E., Pollak, M., Leavitt, A., Tao, Y., Gaziano, J. M., Stampfer, M. J. (2004). A prospective study of plasma C-peptide and colorectal cancer risk in men. *J. Natl. Cancer Inst. 96*, 546–553. [Cross Ref] [PubMed]

17、Nolan, C.J., Prentki, M. (2019). Insulin resistance and insulin hypersecretion in the metabolic syndrome and type 2 diabetes: Time for a conceptual framework shift. *Diab. Vasc. Dis. Res. 16*, 118–127. [Cross Ref] [PubMed]

18、Pyorala, M., Miettinen, H., Laakso, M., & Pyorala, K. (1998). Hyperinsulinemia predicts coronary heart disease risk in healthy middle-age men: The 22-years follow-up results of Helsinki Policemen Study. *Circulation. 98*, 398–404 [Cross Ref]

19、Roth, G.S., Lane, M.A., Ingram, D.K., Mattison, J.A., Elahi, D., Tobin, J.D., Muller, D., & Metter, E.J. Biomarkers of caloric restriction may predict longevity in humens. *Science, 297*, 811 [Cross Ref] [PubMed]

20、Selection of Antiobesity Medications Based on Phenotypes Enhances Weight Loss: A Pragmatic Trial in an Obesity Clinic.

21、Templeman, N.M., Skovso, S., Page, M.M., Lim, G.E., & Johnson, J.D. (2017). A causal role for hyperinsulinemia in obesity. *J. Endocrinol. 232,* R173–R183. [Cross Ref]

22、Trends in drug utilization, glycemic control and rates of severe hypoglycemia. (2002). *Diabetes Care, 09, 22,* 2006–2013.

23、Zavaroni, I., Bonini, L., Gasparini, P., Barilli, A.L., Zuccarelli, A., Dall' Aglio, E., Delsignore, R., & Reaven, G.M. (1999). Hyperinsulinemia in a normal population as a predictor of non-insulin-dependent diabetes mellitus, hypertension, and coronary heart disease: The Barilla factory revisited. *Metabolism. 48,* 989–994 [Cross Ref]

附錄三

本書作者、編審簡介

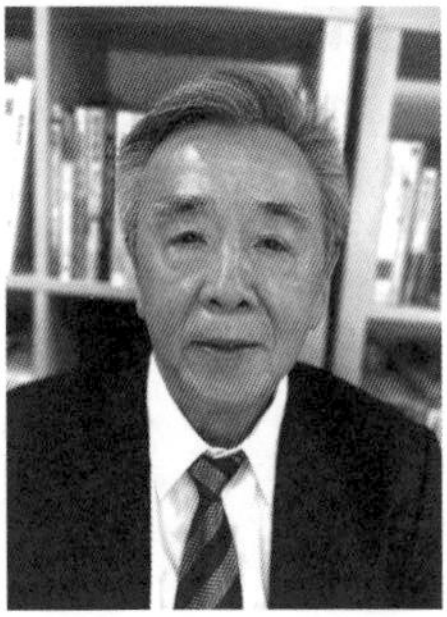

蕭慎行 院長

現任
康璽胰島素研究中心院長
「胰島素5.0」健康學會秘書長
香港報德善堂中醫診所 減重部門主任

學歷
台北醫學院畢主修檢驗醫學

經歷
前 Easy Slim 胰島素研究中心院長

研究
高胰島素理論相關研究
代謝矯正技術研發人
胰島素5.0健康計畫研發人
糖尿病整合療法研發人

著作

《你很餓，所以容易胖！》
《腰太粗，原來是胰島素在搞鬼！》
《矯正代謝不生病：拒絕高胰島素，遠離肥胖、三高、慢性病！》
《肥胖風暴：掉入糖尿病、腦中風、心血管疾病、癌症的黑洞》
《矯正代謝力：遠離三高、糖尿病、代謝症候群》
《食癮：胰島素5.0健康計畫》

榮譽

《矯正代謝不生病》博客來暢銷榜、金石堂暢銷新書月排行第一名
《肥胖風暴》金石堂醫療保健長銷書
《矯正代謝力》博客來、三民書局醫療保健新書榜、金石堂疾病百科暢銷榜
《食癮》博客來醫療保健新書榜、金石堂健康飲食暢銷榜

粉絲專頁

「蕭慎行院長・搶救糖尿病」

李天行 醫師

現任

竹圍鴻恩家醫科診所院長

學歷

國立陽明醫學院醫學系畢

經歷

台北榮總內科部新陳代謝科 總醫師
台北榮總內科部新陳代謝科主治醫師
美國波士頓喬斯休糖尿病中心研究員
美國哈佛大學醫學院 研究醫師
美國哈佛大學醫學院 講師
國立陽明醫學院臨床講師
國防醫學院臨床講師
中華民國內科醫師
中華民國內分泌暨新陳代謝科專科醫師

國家圖書館出版品預行編目 (CIP) 資料

搶救糖尿病 : 糖尿病整合療法的療癒實錄 / 蕭慎行 作 . -- 第一版 .-- 臺北市 : 博思智庫股份有限公司 ,2023.11 面 ; 公分
ISBN 978-626-97419-7-7(平裝)
1.CST: 糖尿病 2.CST: 保健常識 3.CST: 健康法
415.668　　　　112016320

美好生活 46

搶救糖尿病

糖尿病整合療法的療癒實錄

作　　者｜蕭慎行
編　　審｜李天行
主　　編｜吳翔逸
執行編輯｜陳映羽
美術主任｜蔡雅芬
媒體總監｜黃怡凡

發 行 人｜黃輝煌
社　　長｜蕭艷秋
財務顧問｜蕭聰傑
出 版 者｜博思智庫股份有限公司
地　　址｜104 台北市中山區松江路 206 號 14 樓之 4
電　　話｜(02)25623277
傳　　真｜(02)25632892

總 代 理｜聯合發行股份有限公司
電　　話｜(02)29178022
傳　　真｜(02)29156275

印　　製｜永光彩色印刷股份有限公司
定　　價｜350 元
第一版第一刷　西元 2023 年 11 月

ISBN 978-626-97419-7-7
© 2023 Broad Think Tank Print in Taiwan

版權所有　翻印必究　　本書如有缺頁、破損、裝訂錯誤，請寄回更換

博思智庫股份有限公司
博思智庫粉絲團　Facebook.com/broadthinktank